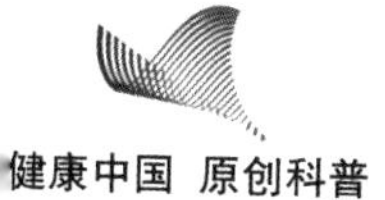

健康中国　原创科普

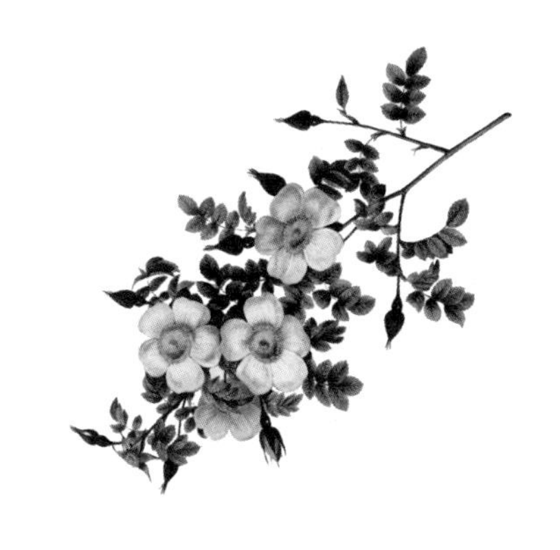

司乘人员

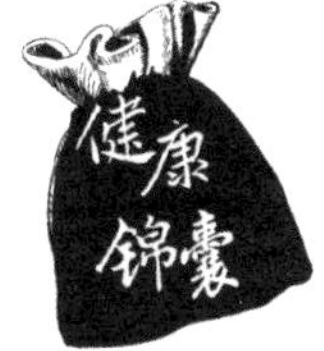

杨青敏　主编

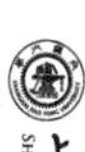

上海交通大学出版社
SHANGHAI JIAO TONG UNIVERSITY PRESS

内容提要

司乘人员常年工作于人多、繁杂、动荡的环境，精神长时间高度紧张，无法保证新鲜的饮食和规律的睡眠作息，默默承受着胃肠炎、颈椎病、腰椎病、腰肌劳损、听力障碍、疲劳、便秘、心理压力等疾病的困扰，造成机体亚健康的状态。本书对司乘人员易罹患的急慢性肠胃炎、便秘、视听力下降等常见职业病展开描述，旨在向广大司乘人员普及预防保健及自我护理的相关知识。

图书在版编目(CIP)数据

司乘人员健康锦囊/杨青敏主编. —上海:上海交通大学出版社,2019

ISBN 978-7-313-21222-1

Ⅰ.①司… Ⅱ.①杨… Ⅲ.①乘务人员—职业病—防治—普及读物

Ⅳ.①R135-49

中国版本图书馆 CIP 数据核字(2019)第 075694 号

司乘人员健康锦囊

主　　编:杨青敏

出版发行:上海交通大学出版社

邮政编码:200030

印　　制:常熟市文化印刷有限公司

开　　本:710mm×1000mm　1/32

字　　数:112 千字

版　　次:2019 年 9 月第 1 版

书　　号:ISBN 978-7-313-21222-1/R

定　　价:32.00 元

地　　址:上海市番禺路 951 号

电　　话:021-64071208

经　　销:全国新华书店

印　　张:6.375

印　　次:2019 年 9 月第 1 次印刷

ISBN 978-7-89424-189-4

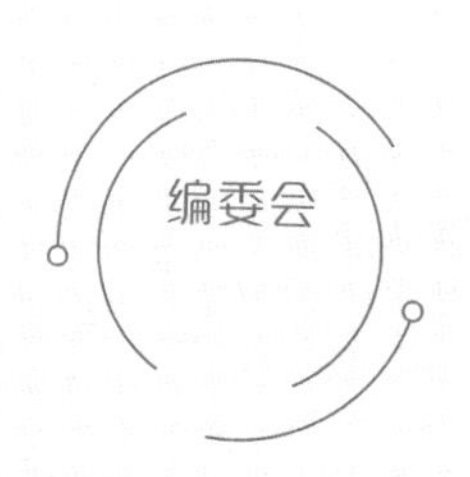

主　编　杨青敏

副主编　龚　晨　王　婷

编　委　（按姓氏笔画排列）

王光鹏　朱金芬　乔建歌　杨连花

李煜珍　张　璐　周　丹　赵振华

胡春花　董永泽　童亚慧　解　薇

主　审　揭志军　陈玉华

插　图　罗嘉懿　郑夏霖　叶梦茹

前 言

健康中国，科普先行

“没有全民健康，就没有全面小康”“健康长寿是我们共同的愿望”……悠悠民生，健康最大。人民健康是民族昌盛和国家富强的重要标志，习近平总书记在十九大报告中提出的实施健康中国战略，是新时代健康卫生工作的纲领。2019 年 7 月 16 日，国务院健康中国行动推进委员会正式对外公布《健康中国行动（2019—2030 年）》文件，提出到 2030 年的一系列健康目标，围绕疾病预防和健康促进两大核心，提出将开展 15 个重大专项行动，促进以治病为中心向以人民健康为中心转变，努力使百姓、群众不生病、少生病。

此外，我国劳动者群体面临的一大健康问题就是慢性疾病的预防和健康教育知识的普及，而职业健康问题也日益凸显，我国由此提出了“全人、全程、全生命”的健康管理理念。今后要将慢病管理的重点转向一级预防，健康的关键在于防患于未然。早发现、早诊断、早治疗的三级管理目标的落地实施，除了依靠医务人员的努力之外，更是离不开每个个体的积极配合。

随着我国经济的快速发展和物质生活水平的不断提高，如何才能健康长寿，成为百姓和群众最关心的事情，也迫切要求我们通过开展健康科普工作，将健康领域的科学知识、科学方法、科学精神向公众普及传播，不断提升健康教育信息服务的供给力度，更好地满足百姓和群众的健康需求。科普书籍赋予百姓、群众医学健康科普教育知识，让人们听得懂、学得会、用得上，更好地进行健康自我管理，促进身心健康。

在此契机下，复旦大学附属上海市第五人民医院南丁格尔志愿者科普团队以及医务护理专家及研究生团队，十几年来致力于慢病科普、社区健康管理及医院-社区-家庭健康教育的科普工作，撰写了健康科普丛书共20余本。此次在前期研究的基础上，历时3年，坚持理论与实践相结合，以“需求导向”为原则，组织撰写了“职业健康科普锦囊丛书”，力求帮助工人、农民、军人、警察、照护者、教师、司乘人员、社会工作者、白领和医务工作者10个职业的人群了解健康管理知识，更深层次地体现职业健康管理科普的教育作用。

“小锦囊，大智慧”，各个职业因为工作性质不同，劳动者工作环境和生活方式存在很大差异，因而形成了各自行业中高发的“生活方式病”，本丛书以这些“生活方式病”的预防和护理为出发点，循序渐进，层层深入，力求帮助各行业的劳动者形成一种健康的生活方式，不仅是“治病”，更是“治未病”，以达到消除亚健康、提高身体素质、减轻痛苦的目的，做好健康保障、健康管理、健康维护，帮助民众从透支健康的生活模式向呵护健康、预防疾病、促进幸福的新健康模式转换，为健康中国行动保驾护航！同时，本丛书在编写时引入另外一条时间主线，按照春、夏、秋、冬季节交替，收集每个季节的高发疾病，整理成册，循序渐进。其中，对于有些行业在相同季节发病率都较高的疾病，如春季易发呼吸系统疾病，夏季泌尿系统和消化系统疾病高发，冬季心脑血管疾病危害大，即使是相同的疾病，由于患者的职业不同，护理措施和方法也不一样。

这套职业健康科普丛书，源于临床，拓展于科普，创于实践，推广性强，凝聚着南丁格尔科普志愿者团队的智慧和汗水，在中华人民共和国70华诞之际，谨以此书献给共和国的劳动者。在丛书即将出版之际，我们感谢上海市科学技术委员会（编号：17dz2302400）、上海市科学技术委员会科普项目（编号：19dz2301700）和闵行区科学技术协会（编号：17-C-03）对我们团队提供的基金支持。感谢参与书籍编写工作的所有医务工作者、科普团队、志愿者、研究生团队对各行各业劳动者的关心，对健康科普和健康管理工作的热情，共同为“健康中国 2030”奉献自己的力量！

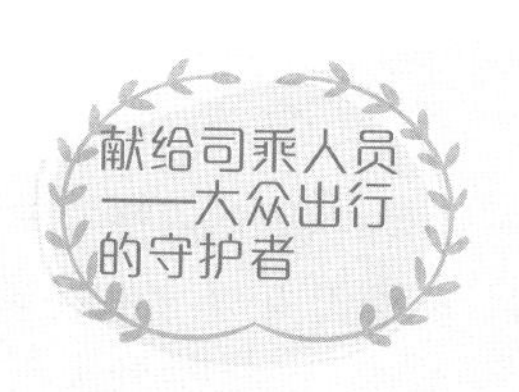

近年来，我国交通运输行业高速发展，空中运输、水上运输、轨道运输、汽车运输等带动了经济发展，显著缩短了出行时间，方便了人们的出行。但在我们便捷而安全出行的背后，有这样一群热爱工作、精通专业、默默奉献的交通护航人，包括安检、航空、高铁、轮船、汽车等各种从业者。在保障列车、航运和陆运等交通安全运营的同时，他们为乘客提供舒适、便捷的服务，带来温暖和关怀。有了这群充满爱的专业人群，中国 14 亿人口每逢节假日的“大迁徙”和平日的出行更加便利和安全，我们的旅途不再孤单，车厢不再冰冷，距离不再遥远，诗和远方离我们很近。

在空中，由于长期处于低压状态和高速飞行，导致血管胆固醇增加和身体容易处于失衡状态，这是飞行员和空中乘务员存在心脏隐患的根源。如未及时处理将引起高血压、心脏病等心血管问题。时差、噪声、震动、颠簸、高温低温、辐射、负离子缺乏等因素的综合干扰，使内分泌系统、生殖系统容易受到干扰而导致激素异常，乳腺增生、子宫肌瘤等发病率升高。空姐长期、频繁地穿高跟鞋，弯腰，低头，对颈椎和腰椎产生持续的惯性诱导，习惯性压迫神经，导致颈椎酸痛、老化，腰椎无力，在骨骼方面容易发生增生以及腰椎间盘突出。空姐、安检人员多发颈椎病，而飞行员多见腰椎间盘突出。封闭的飞行空间容易带来负离子的缺乏，加速皮肤衰老进程。

在高铁、轮船和汽车上的工作者，由于常年处于动荡的工作环境，精神长时间高度集中，无法保证新鲜的饮食和规律的睡眠作息，导致胃肠炎、听力障碍、疲劳、便秘、泌尿系结石、心脑血管疾病等发病率上升。同时，长时间的旅途颠簸和安全行驶的重担也产生了很大的心理压力，使大脑思维迟钝，对各种复杂的人际关系处理无法胜任，甚至导致情绪长期的压抑。大脑时刻处于缺氧状态，对大脑神经系统也有极大的损伤，容易出现消极情绪。长时间高效率、高速驾车存在极大的心理压力和安全压力。司乘人员更承担着全体乘客的生命安全和旅途安全的重任，因此，保障所有司乘人员的健康，帮助他们做好常见职业病的科普健康教育至关重要。

本书根据交通管理各行各业人员的职业特点，以通俗易懂的叙述、生动形象的图画，从生理、心理、社会、环境等方面，从春、夏、秋、冬四个季节对常见职业病展开描述，旨在向广大司乘人员提供健康职业管理的科学教育知识。

这本原创科普教育书籍献给为出行和距离服务的专业人士。本书由复旦大学附属上海市第五人民医院的一线临床资深医务护理工作者和研究生团队、南丁格尔志愿者团队撰写。编者们将多年工作经验融汇其中，凝聚着对司乘人员辛勤工作的感谢之情和崇敬之意，投入了对科普的饱满热情。感谢每一位编者的不懈努力和付出，本书的出版得到了复旦大学附属上海市第五人民医院党办、院办、科研科、教育科、医务科、护理部及各部门领导及同行们的大力支持，感谢为本书付出辛勤努力的每一位成员！

最后，感谢在交通战线上数十年如一日默默奉献、无悔工作的从业者们，希望这本书能为您的健康自我管理提供一些科普知识和帮助，也送去我们南丁格尔志愿者的一份心愿。

2019，我们聆听习总书记的新年寄语——“我们都在努力奔跑，我们都是追梦人”，为健康中国2030，大家一起努力！

龚晨　王婷

目录

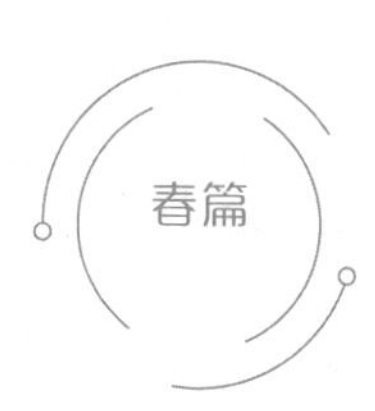

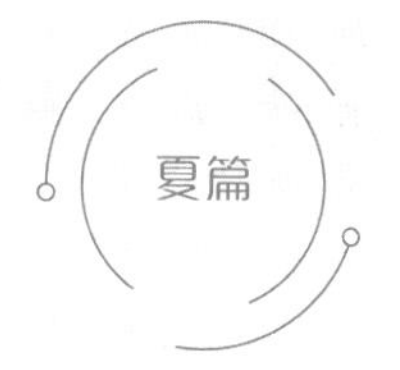

秋篇

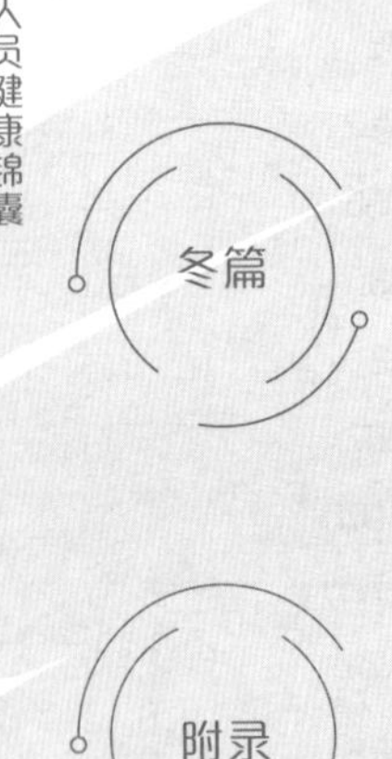

冬篇

附录

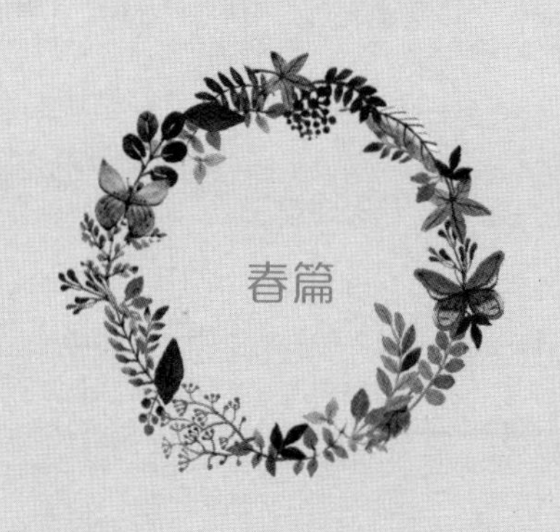

春篇

春天从这美丽的花园里走来
就像那爱的精灵无所不在
每一种花草都在大地黝黑的胸膛上
从冬眠的美梦里苏醒
——雪莱

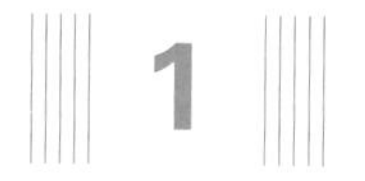

流行性感冒

一、疾病简介

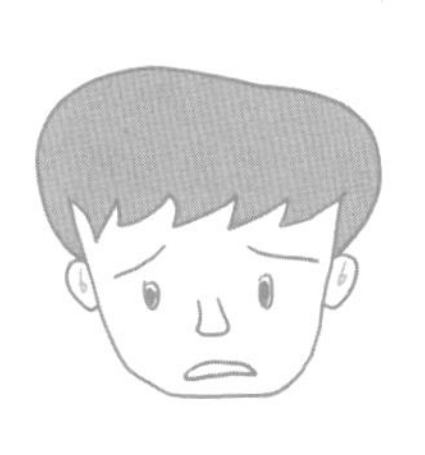

流行性感冒(influenza)简称流感,是流感病毒引起的急性呼吸道感染,也是一种传染性强、传播速度快的疾病。流感主要通过空气中的飞沫、人与人之间的接触或与被污染物品的接触传播。一般春季是其高发期,以急性高热、全身疼痛、显著乏力和轻度呼吸道症状为典型临床表现。

二、常见病因

司机乘务员长期在密闭的车厢内工作,空气不流通,同时接触人群多且杂,易感染病毒引起流感症状。流感病毒不耐热,100℃ 1分钟或56℃ 30分钟即可灭活,对常用消毒剂和紫外线敏感,耐低温和干燥,真空干燥或-20℃以下仍可存活。其中甲型流感病毒经常发生抗原变异,传染性大,传播迅速,极易发生大范围流行。

三、常见症状

(1) 单纯型流感。常突然起病,畏寒高热,体温可达39～40℃，多伴头痛、全身肌肉关节酸痛、极度乏力、食欲缺乏等全身症状，常有咽喉痛、干咳，可有鼻塞、流涕、胸骨后不适等。颜面潮红，眼结膜外眦轻度充血。多可自行恢复好转，于发病3～4天后体温逐渐正常，全身症状好转，但咳嗽停止、体力恢复常需1～2周。

（2）肺炎型流感。多见于原有心肺疾患的人群。主要表现为高热持续不退，剧烈咳嗽、咳血痰或脓性痰、呼吸急促、发绀，肺部可闻及湿啰音。

（3）中毒型流感。表现为高热、休克、呼吸衰竭、神经系统损伤以及凝血功能异常等严重症状，病死率高。

（4）胃肠型流感。除发热外，以呕吐、腹痛、腹泻为显著特点，儿童多于成人，2～3天即可恢复。

四、预防与治疗

1. 预防

（1）保持室内空气流通，流行高峰期避免至人群聚集地点。

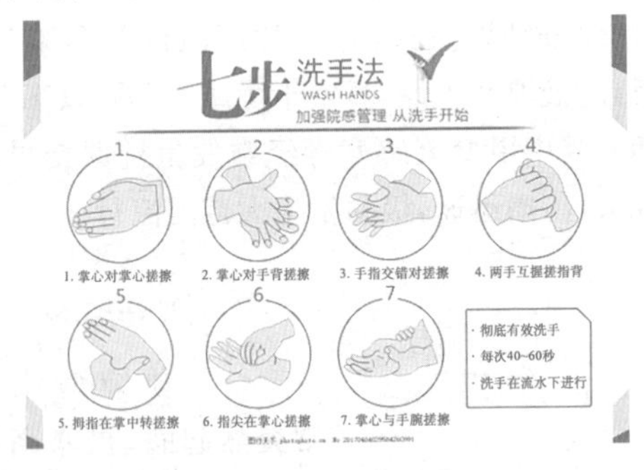

（2）勤洗手，尤其是在吃饭前、大小便后及接触可疑含细菌较多的物品后，应用七步洗手法洗手，避免脏手接触口、眼、鼻。

（3）流行期间如出现发热，体温37.5℃以上，伴畏寒、乏力、头痛、头晕、全身酸痛、咽痛、鼻塞、流涕等流感样症状应及时就医，并减少接触他人，尽量居家休息。

（4）流感患者应呼吸道隔离1周或至发热、畏寒、头晕等主要症状消失。患者用具及分泌物要彻底消毒。

（5）在工作之余加强户外体育锻炼，如跑步、跳绳、游泳、打太极拳等运动，提高身体抗病能力。

（6）秋冬气候多变，注意加减衣服。

（7）接种流感疫苗。是其他方法不可替代的最有效预防流感及其并发症的手段。成年人每年在流感高发季节前接种1剂。

（8）抗病毒药物预防。药物预防不能代替疫苗接种，只能作为没有接种疫苗或接种疫苗后尚未获得免疫能力的高并发症风险人群的急症临时预防措施。

（9）中医中药预防。金银花、大青叶、薄荷、生甘草，水煎服，每天一服，连服5天。

2. 治疗

抗流感病毒药物治疗：发病36小时或48小

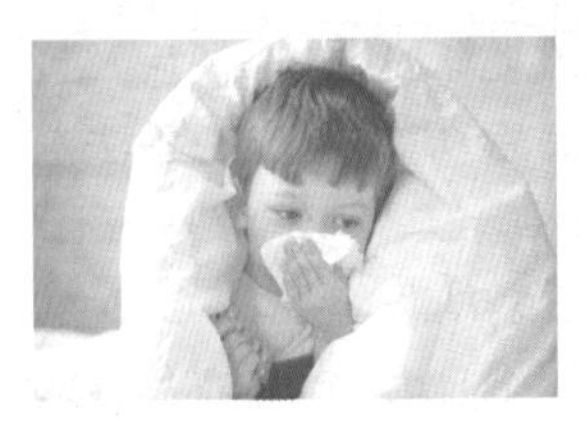

时内尽早开始遵医嘱服用抗流感病毒药物，但应避免盲目或不恰当地使用抗菌药物，加强支持治疗，预防和治疗并发症，合理应用对症治疗药物等。

五、护理小贴士

1. 饮食护理指导

（1）每天外出时给房间通风，避免室内潮湿，行车途中也应定时通风，减少细菌滋生，同时可减轻异味。

（2）宜进食清淡，多吃新鲜蔬菜水果，补充维生素，多吃易消化的食物。

（3）多饮水。白开水是最好的饮品，平时喝水应以白开水为主。

（4）禁吃咸食，以免加重鼻塞、咽喉不适、痰液增多、咳嗽加剧等症状。

（5）禁食甜腻食物，如各类糖果、饮料、肥肉等。

（6）禁食辛热食物，避免助火生痰，导致痰不易咳出，尤其是葱一定要少吃。

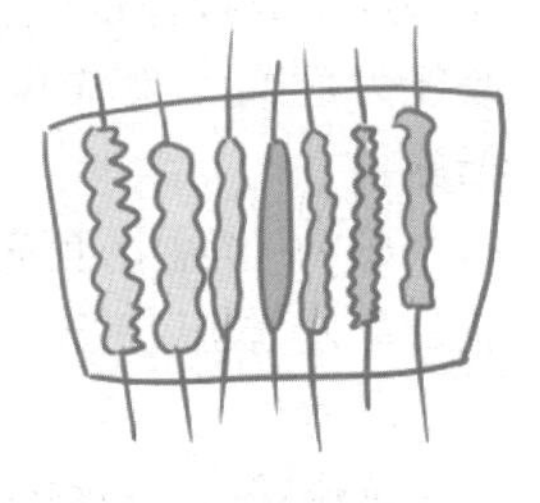

（7）不宜吃烧烤煎炸的食物，以免刺激呼吸道及消化道导致黏膜收缩、

病情加重，而且不易消化。

(8) 忌烟酒。

(9) 保持身心愉快，避免精神刺激和过度劳累。

2. 居家护理指导

(1) 卧床休息，发热时应该多吃流质或半流质饮食，如稀粥、米汤、藕粉、鸡蛋羹等易消化的食物，同时注意补充足够的营养和维生素。

(2) 进食后以温开水或温盐水漱口，保持口鼻清洁。

(3) 咳嗽、打喷嚏时应使用纸巾等，避免飞沫传播。

(4) 定期监测体温。

(5) 车内要加强通风，食具、用具及衣服可采用煮沸或日光暴晒等方法消毒。

(6) 如有高热不退、咳嗽、脓痰、呼吸困难等应及时就医。

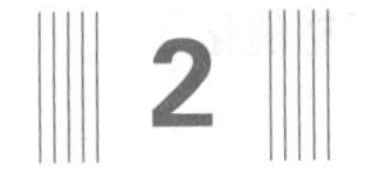

鼻咽炎

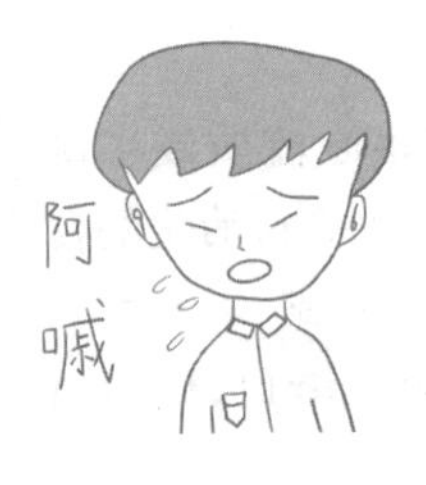

一、疾病简介

鼻咽炎（nasopharyngitis）是指鼻咽部黏膜、黏膜下和淋巴组织的炎症，分为急性鼻咽炎和慢性鼻咽炎。

二、常见病因

（1）病毒感染。以柯萨奇病毒、腺病毒、副流感病毒多见，鼻病毒及流感病毒次之，通过飞沫和密切接触而传染。

（2）细菌感染。以链球菌、葡萄球菌及肺炎链球菌多见，其中以A组乙型链球菌感染着最为严重，可导致远处器官的化脓性病变。

（3）环境因素。如高温、粉尘、烟雾、刺激性气体等均可引起本病。

三、常见症状

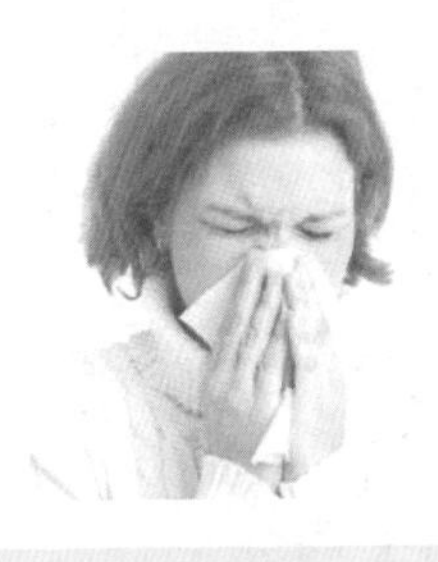

患者常表现为鼻咽干燥不适，黏稠样分泌物不易咳出等症状，且咳嗽频繁伴有恶心。严重者有声嘶、咽痛、头痛、头晕、乏力、消化不良、

低热等全身或局部症状。鼻咽部检查见黏膜慢性充血,增生肥厚,覆以分泌物或干痂。鼻咽炎是鼻咽腔受到病毒、细菌的侵扰后引发的炎症。通过检查可发现鼻咽部黏膜水肿、肥大、增生,并伴有分泌物。患者常感到鼻塞、打喷嚏、流清(脓)鼻涕、鼻咽部发痒、干咳,喉部有异物感,出现呼吸困难、头昏头痛、乏力、嗅觉减退、记忆力下降等临床症状。

四、预防与治疗

1. 预防

(1) 注意保暖,不论冬季还是夏季,如果处于低温环境(夏季室内空调环境),都要注意保暖。

(2) 增强免疫力,可通过游泳、跑步等运动增强体质。

(3) 多饮水、充分休息、保证周围空气清新,避免辛辣、刺激食物等。多吃新鲜的蔬菜、水果,但要注意不可冷食,尤其是在夏季禁忌喝冰镇饮料等。多吃富含蛋白质的食物,如牛奶、鲜鱼、大豆等。

(4) 戒除吸烟、饮酒、熬夜等不良嗜好,注意个人卫生,做好周围环境的清洁工作。

(5) 如果出现高热、咳嗽、胸闷、恶心等症状,要及时到医院就诊,以免错过治疗的最佳时期。

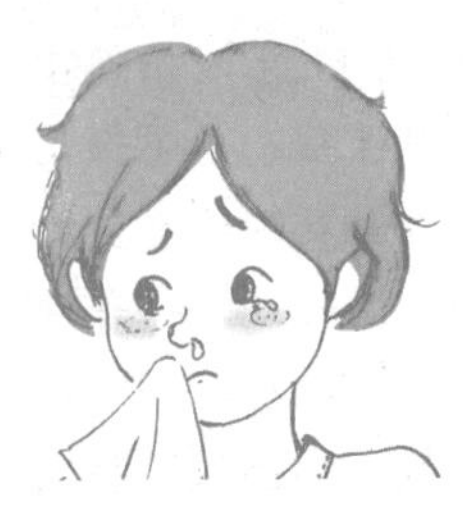

2. 治疗

无全身症状或症状较轻者,可局部应用复方硼砂溶液含漱,各种含片及中成药可酌情选用;针对病因可遵医嘱应用抗病毒药。全身症状较重伴有高热者除上述治疗外,应卧床休息,多饮水及进食流食,可遵医嘱静脉应用抗病毒药,同时应用抗生素或磺胺类药物。

五、护理小贴士

(1) 保持居室安静的氛围,保持身心愉快,避免精神刺激和过度劳累。

(2) 注意劳逸结合,防止受冷,急性期应卧床休息。

(3) 经常接触粉尘或化学气体者,应佩戴口罩、面罩进行防护。

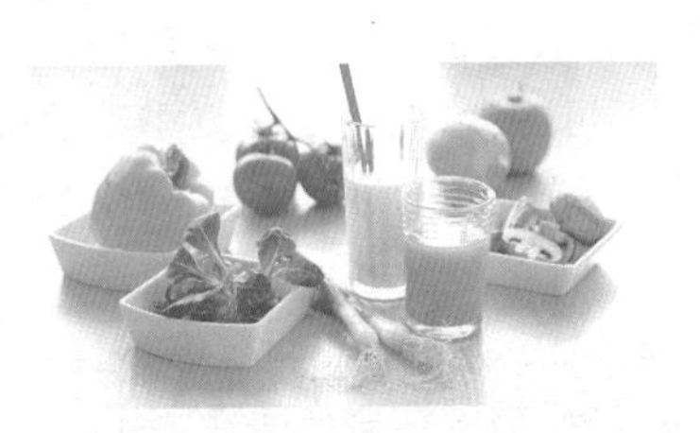

(4) 平时多饮淡盐开水,吃易消化的食物,保持大便通畅。

(5) 避免烟,酒,辛辣,过冷、过烫的刺激性食物。

（6）注意口腔卫生，养成饭后漱口的习惯，避免病菌生长。

（7）适量选食冬苋菜、蜂蜜、番茄、阳桃、柠檬、青果、海带、萝卜、芝麻、生梨、荸荠、白茅根、甘蔗等食品，可清热退火，润养肺肾阴液。

（8）保持室内空气流通。

（9）不要长时间讲话，忌声嘶力竭地喊叫。

消化不良

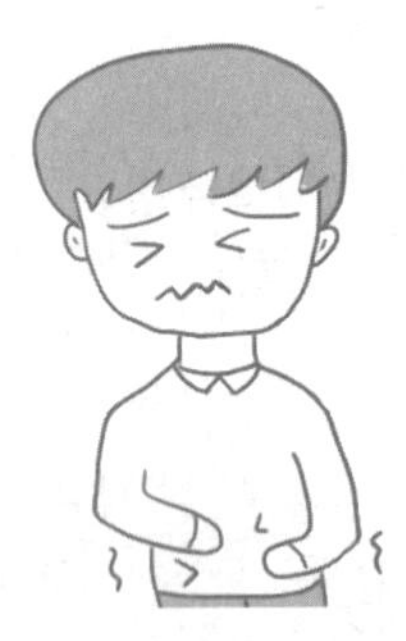

一、疾病简介

消化不良(dyspepsia)是由胃动力障碍所引起的一种临床综合征,主要指功能性消化不良,也包括胃蠕动不好的胃轻瘫和食管反流病等器质性消化不良。功能性消化不良是指具有上腹痛、上腹胀、早饱、嗳气、食欲缺乏、恶心、呕吐等不适症状的一组临床综合征,症状可持续或反复发作,是临床上最常见的一种功能性胃肠病。

二、常见病因

司乘人员长期出差在外,多进食快餐、路边摊等食物,吃饭时间不固定,常匆忙进食,同时工作压力大,长期焦虑或突然受到猛烈的刺激等也可引起消化不良。

三、常见症状

(1) 上腹痛为常见症状,多无规律性,部分患者上腹痛与进食有关,表现为饱痛,进食后缓解,或表现为餐后 0.5~3 小时之间腹痛持续存在。

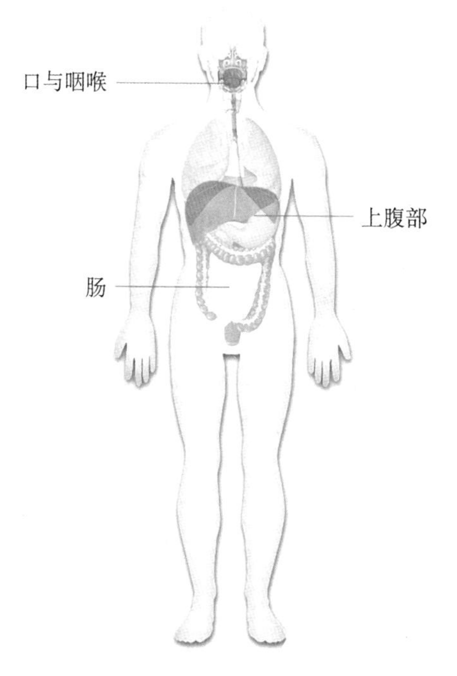

（2）早饱、腹胀、嗳气亦为常见症状，可单独或同时出现，伴或不伴有腹痛，早饱是指进食后不久即有饱感。上腹胀多发生于餐后，或呈持续性进餐后加重。早饱和上腹胀常伴有嗳气。

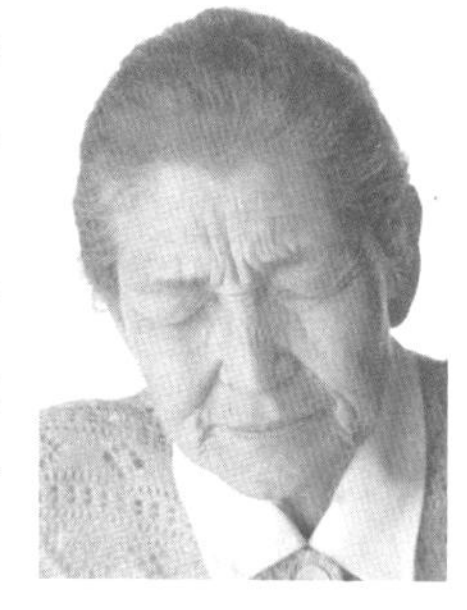

（3）不少患者同时伴有失眠、焦虑、抑郁、头痛、注意力不集中等精神症状，部分患者与精神心理因素有关。

四、预防与治疗

1. 预防

(1) 生活要规律，定时入睡，做好自我心理调适，消除思想顾虑，注意控制情绪，心胸宽阔。

(2) 戒烟酒，避免食用有刺激性的辛辣食物及生冷食物。

(3) 养成良好的生活习惯。不暴饮暴食，避免吃不易消化的食物及饮用各种易产气的饮料。

(4) 必要时到医院就诊，排除由糖尿病或甲状腺功能低下所致的消化不良。

2. 治疗

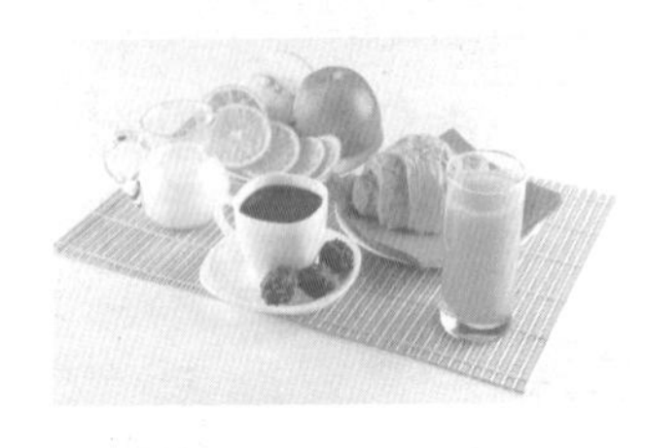

目前功能性消化不良治疗方法的选择均为经验性的，尚无一种方法或药物对所有患者都有肯定的疗效，也缺乏客观可靠的疗效判定标准。治疗的基本原则是在建立相互信任的医患关系的基础上，因人而异，采取个体化的综合治疗措施。其中肠胃调神剂辨证治疗也是一种重要的治疗方法。

五、护理小贴士

(1) 保持居室空气清新、阳光充足、通气良好。

(2) 少吃油炸食物，避免增加胃肠负担。

(3) 腌制食物多由盐浸泡，某些还含有致癌成分，对胃肠功能有害，应减少食用。

(4) 避免生冷、刺激食物对胃肠黏膜的伤害，以免导致胃肠道炎症而诱发消化不良。

(5) 有规律地进食，定时定量用餐，让胃肠消化液分泌形成规律，有助于食物的消化。

(6) 食物温度应适宜，过凉或者过烫对胃肠黏膜都有伤害，最好在食物温热的时候进餐。

(7) 食物咀嚼应充分，减轻胃肠道消化的负担，避免消化不良的发生。

(8) 餐后饮水会稀释胃液，降低胃消化食物的功能，所以最好在餐前 1 小时饮水。

(9) 注意保暖防寒，以免胃部受凉发生胀气、胃功能受损等而出现消化不良的问题。

胃肠炎

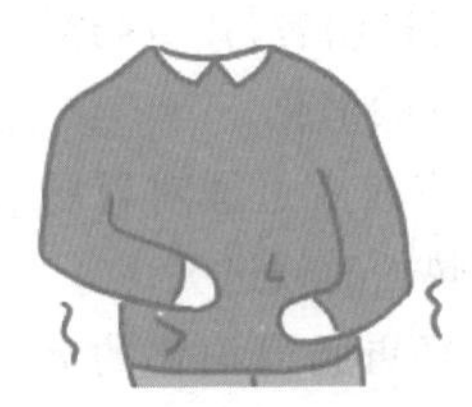

一、疾病简介

胃肠炎(gastroenteritis)通常因微生物感染引起,也可因化学毒物或药物导致。典型临床表现为腹泻、恶心、呕吐及腹痛。对于健康成人,胃肠炎通常只会引起不适感及生活上的不便,并不会导致严重后果,但是在病重、虚弱、年幼或年老的患者中却可以导致威胁生命的脱水和电解质紊乱。

二、常见病因

司乘人员长年在外用餐,食物卫生条件得不到保障,容易感染病毒引起胃肠炎。常见的感染途径有食物、污染的水源、接触被感染者、餐具不洁、进食前未洗手等。

三、常见症状

胃肠炎最常见的症状是腹泻,其他症状包括腹痛、恶心、呕吐、发热、食欲缺乏、体重减轻(可能是脱水的征象)、大量出汗、皮肤湿冷、肌肉痛或关节僵硬、大便失禁等。剧烈的呕吐和腹泻可导致脱水,表现为虚弱、极度口渴、少尿或尿色加深、皮肤干燥、口干、眼球下陷，引起低钠血症、低钾血症、低血压等，严重者可出现休克和肾衰竭。

四、预防与治疗

1. 预防

（1）避免进食不洁净的瓜果。瓜果在生长期间要浇水、施肥，喷洒农药，在采集、搬运和出售过程中，易被细菌感染，以致许多瓜果的表皮都带有细菌、虫卵和化学农药，所以瓜果在吃前必须用清水反复冲洗数次再吃。凡能削皮的瓜果，应削皮后再吃，否则易发生农药积蓄中毒。

（2）避免进食刺激性食物，对冷食和辣食等刺激性食物需根据个人条件、原有的饮食习惯和季节选择，避免进食过量，尤其不应嗜酒。

（3）避免接触胃肠炎患者的呕吐物、排泄物、体液，如必须接触也应事后充分消毒。

（4）避免前往胃肠炎暴发疫情地区。

（5）如不能确定当地饮水的洁净，可饮用瓶装水，或将水沉淀并取其上层水充分烧沸后饮用。

（6）避免生食，尤其是鱼类和贝类等海鲜。

（7）勤洗手，注意餐具卫生，生食和熟食分开放置。

2. 治疗

治疗胃肠炎应禁食，纠正水电解质紊乱。通常患者只需卧床休息并饮用足量的水分（如口服

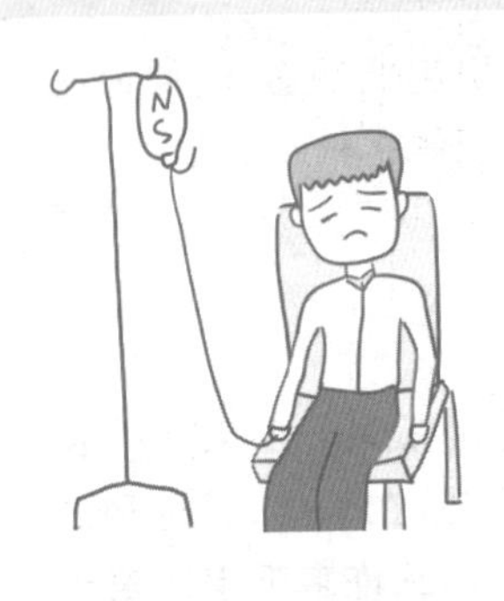

补液盐溶液)即可。即使是呕吐的患者也要尽量多饮水。如果呕吐或腹泻持续时间较长或有严重脱水,应遵医嘱进行静脉补液。呕吐剧烈者可加用止吐药。如果腹泻持续时间超过 24～48 小时,并且没有迹象表明有更严重的细菌感染,可加用止泻药。必要时遵医嘱应用抗生素或抗寄生虫药物。

五、护理小贴士

(1) 急性肠胃炎应该尽量卧床休息,并且口服葡萄糖、电解质液以补充体液的丢失。补水不要一味地喝白开水,最好饮用含适当盐分的电解质的水溶液,以免导致体内电解质不足,引发抽筋现象。

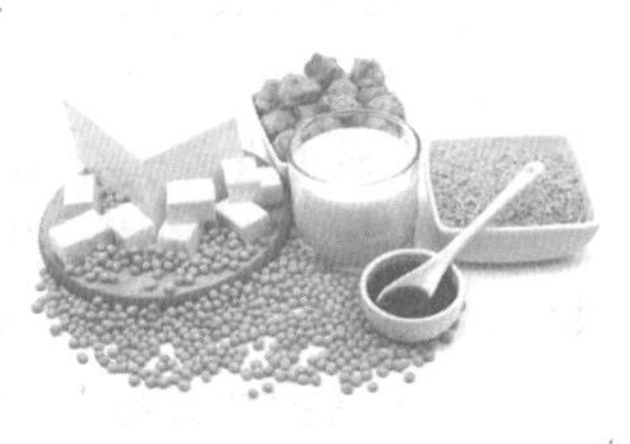

(2) 急性肠胃炎后 5～7 天内要戒烟控烟,避免饮酒、浓茶、咖啡等。少吃辛辣及粗糙的食物,不暴饮暴食,少服对胃肠有刺激性的药物等。

(3) 饮食提倡一日三餐,每顿不可过饱,不主张多餐,以免增加胃的负担。

(4) 一般先进食比较清淡的流质、半流质,如米汤、粥、新鲜果汁，逐渐增加一些蛋白质食物。

(5) 忌油腻、油炸食品，恢复期开始进食宜少量，等胃肠道功能恢复后，才能开始正常饮食。

(6) 注意休息，避免精神过度紧张，保持心情舒畅。

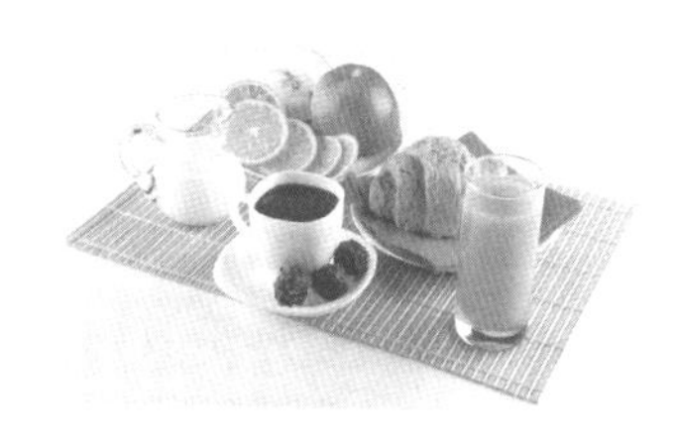

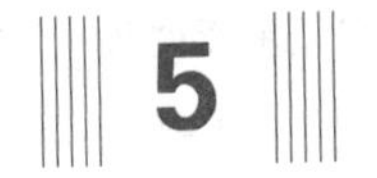

腹泻

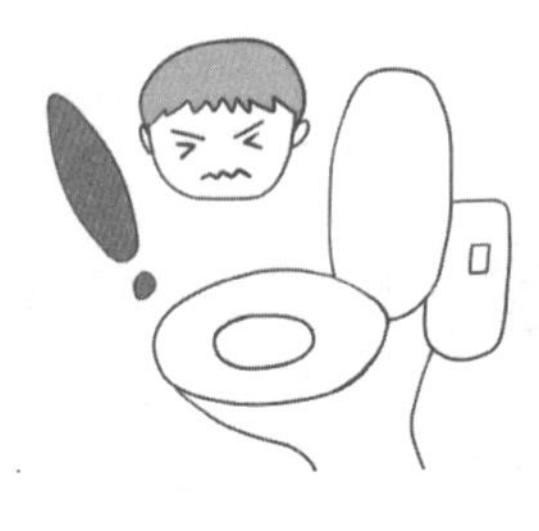

一、疾病简介

腹泻(diarrhea)是一种常见症状,俗称“拉肚子”,是指排便次数明显超过平日习惯的频率,粪质稀薄,水分增加,每日排便量超过 200 g,或含未消化食物或脓血、黏液。腹泻常伴有排便急迫感、肛门不适、失禁等症状。临床上按病程长短,将腹泻分急性和慢性两类。急性腹泻发病急剧,病程在 2～3 周之内,大多系感染引起。慢性腹泻指病程在 2 个月以上或间歇期在 2～4 周内的复发性腹泻,发病原因更为复杂,可为感染性或非感染性因素所致。

二、常见病因

1. 急性腹泻

(1) 感染。包括病毒、细菌或寄生虫引起的肠道感染。

(2) 中毒。进食未煮熟的扁豆、毒蕈中毒,河豚中毒,重金属中毒,农药中毒等。

(3) 药物。泻药、胆碱能药物、洋地黄类药物等。

（4）其他疾病。溃疡性结肠炎急性发作、急性坏死性肠炎、食物过敏等。

2. 慢性腹泻

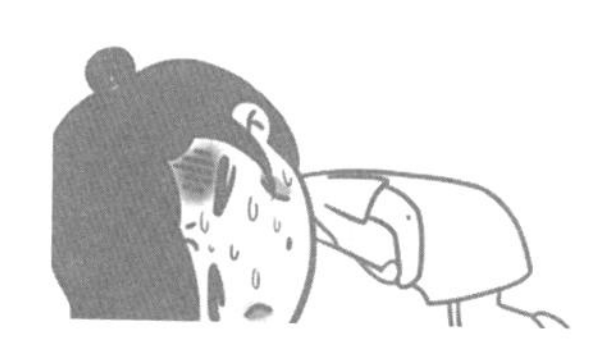

慢性腹泻病因比急性的更复杂，肠黏膜本身病变、小肠内细菌繁殖过多、肠道运输功能缺陷、消化能力不足、肠运动紊乱以及某些内分泌疾病和肠道外肿瘤均有可能导致慢性腹泻的发生。

三、常见症状

（1）急性腹泻。起病急，病程在 2～3 周之内，可分为水样泻和痢疾样泻，前者粪便不含血或脓，可不伴里急后重，腹痛较轻；后者有脓血便，常伴里急后重和腹部绞痛。感染性腹泻常伴有腹痛、恶心、呕吐及发热，小肠感染常为水样泻，大肠感染常含血性便。

（2）慢性腹泻。大便次数增多，每日排便在 3 次以上，便稀或不成形，粪便含水量大于 85%，有时伴黏液、脓血，持续 2 个月以上，或间歇期在 2～4 周内的复发性腹泻。病变位于直肠和（或）乙状结肠的患者多有里急后重，每次排便量少，有时只排出少量气体和黏液，粉色较深，多呈黏冻状，可混有血液，位于腹部两侧或下腹不适。小肠病变引起腹泻的特点是腹部不适多位于脐周，并于餐后或便前加剧，无里急后重，粪便不成形，可成液状，色较淡，量较多。可伴有腹痛、发热、消瘦、腹部包块等症状。

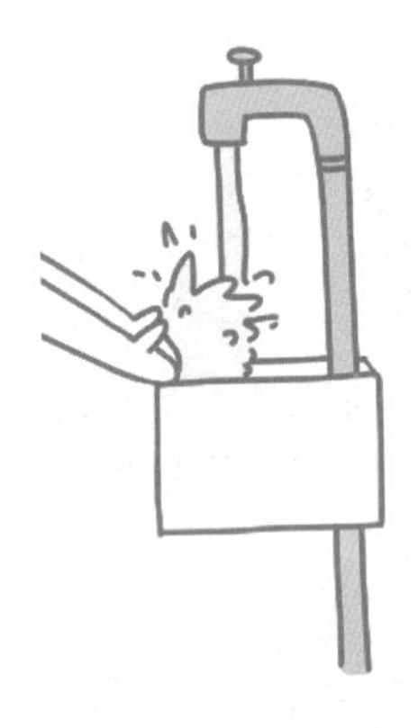

四、预防与治疗

1. 预防

（1）加强食品卫生管理，严格杜绝感染源。尤其是对含盐食品、海产品及咸菜等食物的加工，对罐头食品、火腿、腊肠等的制造与存放应进行卫生学监督与检查。勿进食过期变质食品。

（2）部分人进食鱼、虾、乳类等食品后会出现过敏反应，表现为腹痛、腹泻或皮肤荨麻疹。凡出现过此种现象，以后即应戒食此类食品，避免再度发生过敏。

（3）注意卫生习惯和饮食习惯，保护机体和胃肠道功能正常，不饮生水，不喝质量不合格的饮料。避免食用街头小贩的没有卫生保障的食物，不暴饮暴食，不酗酒。生禽或肉类应彻底煮熟，避免食用罕见的肉类和家禽，避免饮用未经高温消毒、可能被细菌污染的牛奶（原料）。

（4）经常洗手，尤其是吃饭及处理食物前一定要洗手，如厕后也应立即洗手，生吃水果和蔬菜前应彻底清洗干净，不吃腐败变质食物和不洁瓜菜、水果。

2. 治疗

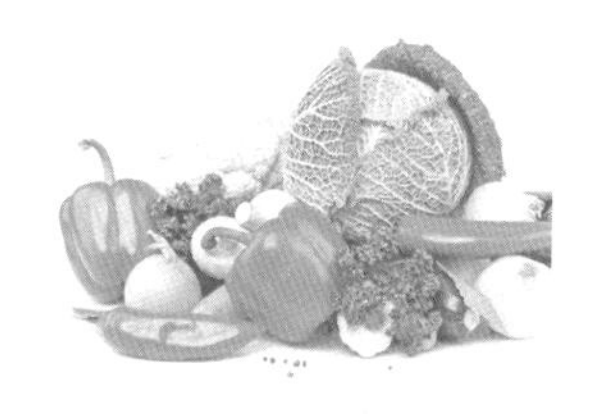

（1）病因治疗。根据不同病因，遵医嘱选用相应的抗生素。

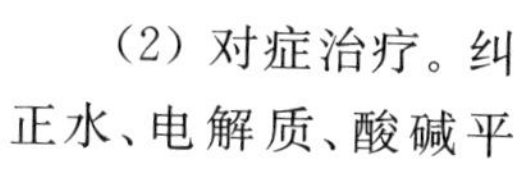

（2）对症治疗。纠正水、电解质、酸碱平衡紊乱和营养失衡。双歧杆菌可以调节肠道菌群。选用相应止泻剂和解痉药物。

五、护理小贴士

（1）水泻期暂时禁食，腹泻较轻者可进食清淡、低脂、细软的流质或半流质食物，如果汁、米汤、薄面汤等，养成少量多餐的饮食习惯。

（2）避免食用牛奶、蔗糖等易产气的食物，少吃过油、辛辣、含纤维素多及生冷的食物，以免刺激胃肠道。

（3）注意补充B族维生素和维生素C，多进食橘子、番茄等水果和蔬菜。

（4）保持居室安静的氛围，保持身心愉快，避免精神刺激和过度劳累。

（5）若出现严重脱水症状应及时就医。

6

肥胖

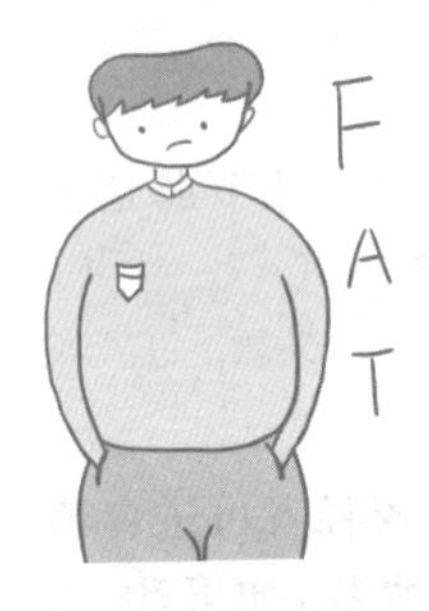

一、疾病简介

肥胖症(obesity)是一种由多种因素引起的慢性代谢性疾病,以体内脂肪细胞的体积和细胞数增加致体脂占体重的百分比异常增高并在某些局部过多沉积脂肪为特点。单纯性肥胖患者全身脂肪分布比较均匀,没有内分泌紊乱现象,也无代谢障碍性疾病,其家族往往有肥胖病史。

二、常见病因

(1) 遗传因素。大多认定为多因素遗传,父母中有一人肥胖,则子女有40%肥胖的概率,如果父母双方皆肥胖,子女可能发生肥胖的概率升高至70%~80%。

(2) 社会环境因素。随着人们生活水平提高,食物种类越加繁多,再加上大吃大喝几乎成为一种普遍的娱乐方式,因此过食成

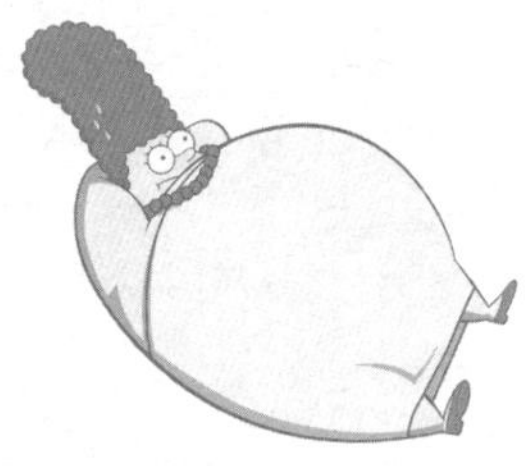

为造成肥胖的主要原因。

(3) 心理因素。如今社会竞争激烈,为了缓解压力、消除烦恼和不稳定情绪,不少人通过暴饮暴食来发泄,这也是导致饮食过量的主要原因。

(4) 运动因素。运动有助消耗脂肪,然而随着交通工具的发达,工作的机械化,家务量减轻,人们运动的机会越来越少。另外,因为摄取的热量并未减少,因而导致肥胖。肥胖导致日常的活动更加缓慢、慵懒,再次减少热量的消耗,导致恶性循环,加重肥胖。

(5) 内分泌因素。目前推测许多调节摄食的激素如甲状腺素、胰岛素、糖皮质激素等,可能参与了单纯性肥胖的发病机制。

三、常见症状

男性脂肪分布以颈项部、躯干部和头部为主,而女性以腹部、下腹部、胸部乳房及臀部为主。肥胖者身材外形矮胖、浑圆,脸部上窄下宽,双下颏,颈粗短,向后仰头枕部皮褶明显增厚。胸圆,肋间隙不显,双乳因皮下脂肪厚而增大。腹部向前凸出而高于胸部平面,脐孔深凹。下腹部两侧、双大腿和上臂内侧上部和臀部外侧可见细碎紫纹或白纹。手指、足趾粗短,手背增厚,掌指关节突出处皮肤凹陷,

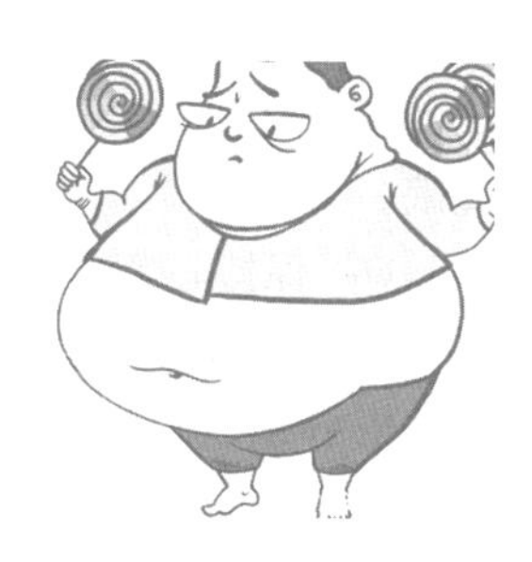

骨突不明显。

轻至中度原发性肥胖可无任何自觉症状，重度肥胖者则多有怕热，活动能力降低，甚至活动时有轻度气促，睡眠时打鼾。可有高血压病、糖尿病、骨关节炎、痛风等临床表现。

四、预防与治疗

1. 预防

(1) 适当减少热量摄入，用低热量食物代替高热量食物，用家禽肉、瘦肉代替肥肉，用鸡蛋、牛奶、豆制品代替糖多、油大的点心。

(2) 不吃巧克力、奶油冰激凌、糖果等零食，不吃油炸食品、含糖饮料等。

(3) 增加豆类、豆制品，茎类蔬菜如芹菜、油菜、小白菜，瓜类蔬菜如冬瓜、西葫芦等食物的摄入。

(4) 经常参加慢跑、爬山、打拳等户外活动，增强体质，同时健美体形，预防肥胖的发生。

(5) 养成良好的生活规律。补充合理的饮食营养，每餐不要吃得太饱，既满足生理需要，又可避免能量过剩；不同年龄的人应安排和调整好自己的睡眠时间，既要满足生理需要，又不能过度睡眠。

(6) 保持心情舒畅。情绪抑郁容易使生理功能紊乱、代谢减慢，造成脂肪堆积。良好的情绪能使体内各系统的生理功能保持正常运行，预防肥胖。

2. 治疗

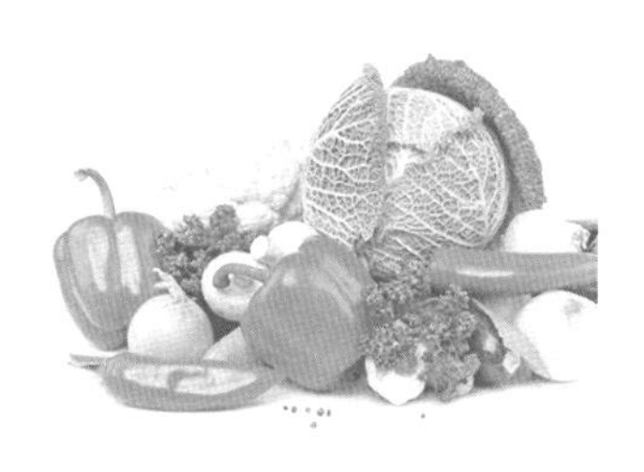

主要是减少热量摄取及增加热量消耗。强调以行为、饮食、运动为主的综合治疗,必要时辅以药物或手术治疗。继发性肥胖症应针对病因进行治疗。各种并发症应给予相应的处理。

五、护理小贴士

(1) 建立健康的生活方式,合理营养,不吸烟、不吸毒、不酗酒。

(2) 适当削减主食,忌吃糖多、油大、营养价值不高的食品,如甜点、油炸小吃、西式快餐、甜饮料等,减少热量摄入。

(3) 积极锻炼,以步行、慢跑、舞蹈、骑自行车、游泳、跳绳等有氧运动为主,增加热量消耗,同时有充足的睡眠。

(4) 保持居室安静的氛围,调节心理压力,保持情绪稳定、身心愉快,避免精神刺激和过度劳累。

疲劳

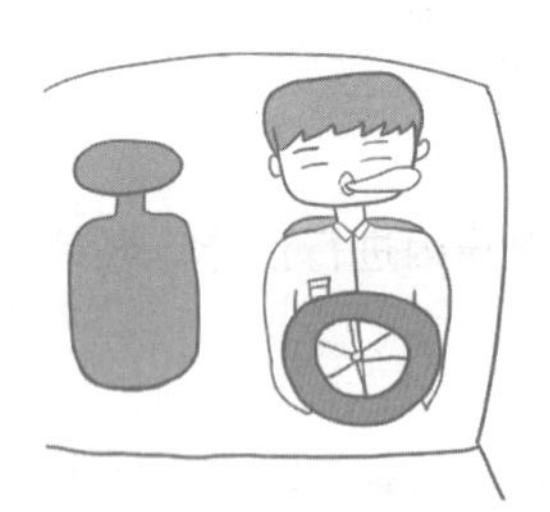

一、疾病简介

疲劳(fatigue)又称疲乏,是主观上一种疲乏无力的不适感觉,疲劳不是特异症状,过度劳累或疾病都可引起疲劳。

二、常见病因

目前疲乏的病因尚不明确。一般认为长时间的工作和生活,脑力、体力劳动过度,饮食不规律,长期的睡眠不足,运动量的减少以及不良的生活习惯等都会导致疲劳症状的发生。

三、常见症状

(1) 心理方面。多表现为心情抑郁,焦虑不安或急躁、易怒,情绪不稳,脾气暴躁,思绪混乱,反应迟钝,记忆力下降,注意力不集中,做事缺乏信心,犹豫不决。

(2) 身体方面。常呈现为瘦、胖两类。多数为身体消瘦,少数可能出现体态肥胖。面容多表现为容颜早衰,面色无华,过早出现面部皱纹或色素斑;肢体皮肤粗糙,干涩,脱屑较多;指(趾)甲失去正常的平滑与光泽；毛发脱落，蓬垢，易断，失光。

(3) 运动系统。全身疲惫，四肢乏力，周身不适，活动迟缓。有时可能出现类似感冒的症状，肌痛、关节痛等，如果时间较长，累积数月或数年，则表现得尤为明显，可有一种重病缠身之感。

(4) 消化系统。表现为食欲缺乏，尤以厌油腻为主。无饥饿感，有时可能出现偏食，食后消化不良，腹胀；大便形状和次数多有改变。

(5) 泌尿生殖系统。男子常出现遗精、阳痿、早泄、性欲减退；女子出现月经不调或提前闭经、性冷淡等。

(6) 感官系统。主要表现为眼睛疼痛，视物模糊，对光敏感以及耳鸣，听力下降等。

四、预防与治疗

1. 预防

(1) 强化三餐营养。既要品种多样，也要注意平衡各品种之间的“平衡”原则。多进食鸡肉、豆类、蔬菜水果等营养价值高的食物，帮助预防过度疲劳带来的危害。

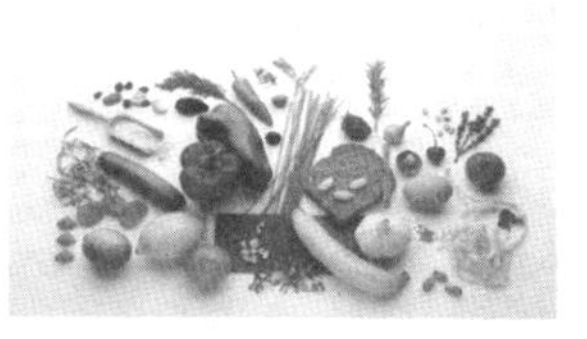

(2) 按生物钟作息。晚上不熬夜，中午注意午休，定时进食三餐，保持精力充沛。

(3) 定期进行体检。最好每年做一次体检，包括心电图(运动负荷试验)及有关心脏的其他检查,以便早期发现高血压、高血脂、糖尿病等疾病,上述疾病不论轻重,都要及时认真进行治疗。

(4) 学会主动休息。重要活动之前抓紧时间先休息一会儿;保证充足的睡眠,彻底放松为下一周紧张繁忙的工作打好基础;在工作间歇到室外活动或做深呼吸、欣赏音乐,使身心得以放松。

2. *治疗*

尽量休息以及减少压力。疲劳是自限性疾病,多数人能在2周内依靠自身免疫力康复。必要时可遵医嘱服用止痛药缓减头痛,或抗忧郁剂提振心情、帮助睡眠。若出现忧郁或沮丧的情况,可以向心理咨询顾问寻求专业治疗。

五、护理小贴士

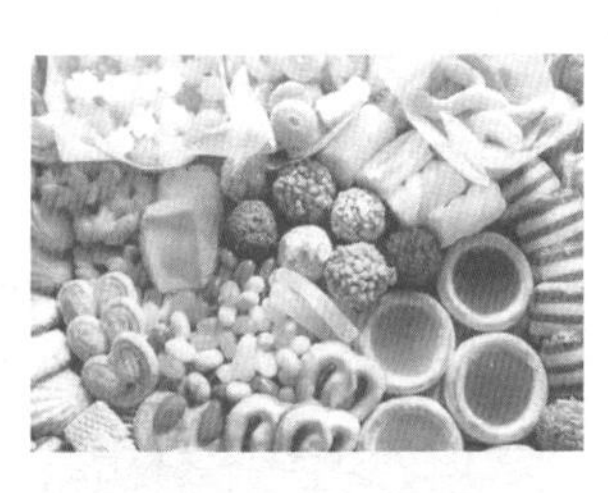

(1) 睡足睡好。保持良好的作息习惯,尽量避免熬夜。并不是睡得越多越好,而是应注重睡眠质量,选择适合自己的睡眠时间。晚餐要在8点之前结束,关掉电子设备,减少刺激,保证高效睡眠。

(2) 合理安排饮食。避免进食过多,导致血液和氧从头脑转移到消化道。食用复合碳水化合物(如全谷物面包所含)和非精炼糖(如水果中所含)代替高脂肪食物和精炼糖等容易引起头痛和疲乏的食物。少吃辛辣或者刺激性食物。

(3) 缺乏维生素会影响人的疲劳程度，故应注意补充水溶性维生素C和复合B族维生素，育龄期妇女还要注意补充铁质。维生素A和维生素D不能从身体排泄，故必须遵医嘱适量服用，以免中毒。

(4) 积极参加户外运动，放松心情。不要给自己太大的压力，学会合理减压。

(5) 使用一些小妙招驱赶疲劳，如喝冰咖啡、多吃牛肉、喝汽水、看电影、午间小睡、逛街、适度性生活等。

(6) 通过螺旋扭转、蝴蝶伸展、横躺拉腿、肩部抻拉、胸部拉伸等动作使肌肉放松。

(7) 寻找疲劳的潜在原因，如长期饮用咖啡、抽烟、服用抗组胺药等。

(8) 积极锻炼身体，多呼吸新鲜空气，加速氧在身体和头脑中的流动，从而加快循环代谢。

(9) 保持居室安静，保持身心愉快，避免精神刺激和过度劳累。

结膜炎

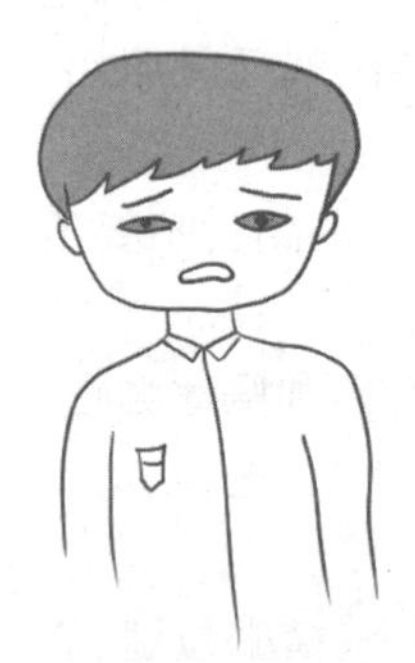

一、疾病简介

结膜炎，俗称“红眼病”，流行程度和危害性以病毒性结膜炎为重。

二、常见病因

（1）细菌、立克次体、病毒、真菌、寄生虫等感染。

（2）对异体抗原过敏、对自体抗原过敏或自身免疫性疾病。

（3）各种眼外伤、异物、交感性眼炎等。

（4）眼内或眶内压力增高，导致血液循环障碍，局部淤血。见于急性闭角型青光眼，眶内占位性病变等。

（5）风、尘、烟、热等刺激。

三、常见症状

自觉异物感，严重者有眼睑沉重、畏光流泪及灼热感，可因分泌物附着在角膜表面瞳孔区，造成暂时性视物不清，冲洗后即可恢复视力。当病变侵及角膜时可有畏光、眼痛及视力减退等症状明显加重，少数患者可同时有上呼吸道感染或其他全身症状。

检查时可见眼睑肿胀、结膜充血呈鲜红色，以睑部及穹隆部结膜最为显著。严重者结膜表面可覆盖一层易于揉掉的假膜，所以又称假膜性结膜炎；球结膜不同程度充血水肿，失去透明度，角膜与结膜表面、睑缘等部位有黏膜性或脓性分泌物覆盖。

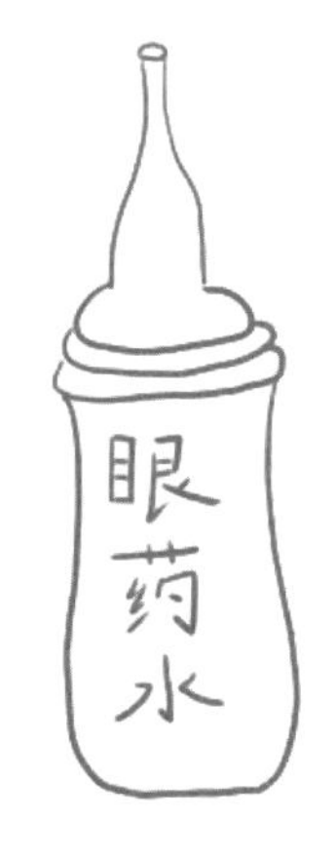

四、预防与治疗

1. 预防

（1）不用公共毛巾、脸盆等，勤剪指甲，勤洗手，流行季节尽量少去公共场所。

（2）如果发现身边有本病患者，应及时隔离，所有用具均应单独使用，最好能洗净晒干后再用。

（3）注意手部卫生，养成勤洗手的好习惯，不用脏手揉眼睛。

2. 治疗

一经发现，立即治疗，不要中断，症状完全消失后仍要继续治疗 1 周时间，以防复发。治疗可冲洗眼睛，在患眼分泌物较多时，宜用适当的冲洗剂如生理盐水或 2％硼酸水冲洗结膜囊，每天 2～3 次，并用消毒棉签擦净睑缘。也可对患眼点眼药水或涂眼药膏。此外，中医学采用清热解毒、祛风止痒疗法，以及用民间的熏洗疗法常获良效。

五、护理小贴士

（1）尽快到医院检查，明确病原微生物的类型，选择适宜的抗生素。遵医嘱应用抗生素，不论是眼药水，还是眼药膏均应专人专用，以免发生交叉感染。

（2）由于患急性结膜炎时眼部分泌物较多，应细心地护理眼部，保持眼部清洁。当一眼发病而另一眼尚未感染时，应防止健眼被污染。对患眼滴眼药时，应偏向患侧，睡觉时亦应如此，以防分泌物流入健眼，受到传染。不提倡对健眼采取滴眼药的预防措施，有可能因操作不慎引起交叉感染。

（3）激素类眼药使用与否应听从眼科医生的建议，切勿自行使用。

（4）避免光和热的刺激，减轻不适。不要勉强看书或看电视，出门时可戴太阳镜，避免阳光、风、尘等刺激。保持居室空气清新、阳光充足、通气良好。

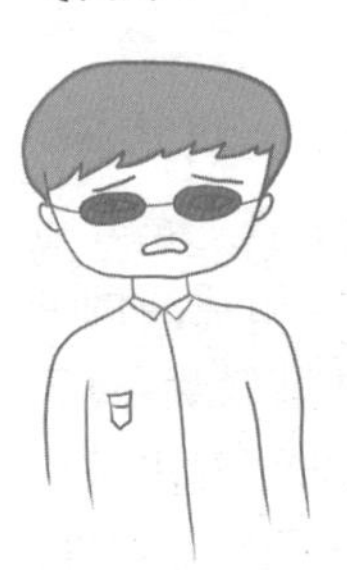

（5）初期时眼部宜作冷敷，有助于消肿退红。降低局部温度，抑制病菌繁殖生长，使眼部分泌物排出畅通。眼部不可包扎或戴眼罩。

9

视力下降

一、疾病简介

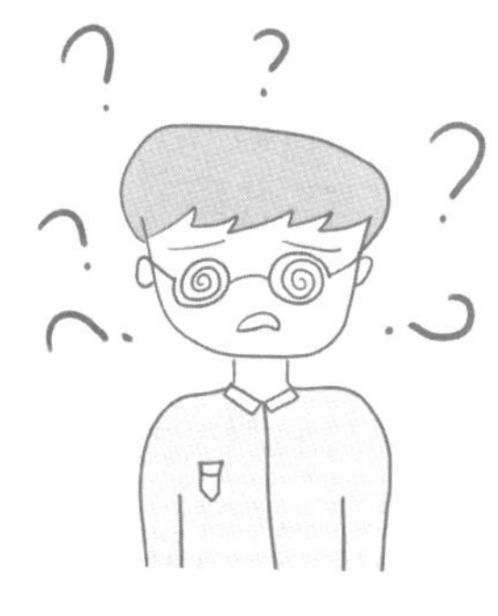

眼睛是人体十分重要的视觉器官，它接受光的刺激，使机体能够感知到客观物体的形象、颜色和运动。由于日常的各种不好的习惯，以及年龄的增长，眼睛的功能日渐退化，所以，老年人很多都会有老花眼的毛病。而司乘人员由于长期在动荡的车厢中工作用眼，容易导致视力下降(decreased vision)。

二、常见病因

司机乘务员人群由于长期用眼，注意力集中，工作压力大，空气污染，化学物质的刺激，用眼过度，营养不良，缺乏维生素 A 或锌，眼疾，不良用眼习惯等，都可能导致视力下降。

三、常见症状

视力下降者常眯眼睛、歪头看东西，频繁眨眼，经常皱眉、拉扯眼角。看东西时经常斜视、揉眼睛，或者总是想要靠得更近一点去看。视力下降严重者可能会存在眼睛疲劳、干涩、频繁眨眼等症状。

四、预防与治疗

1. 预防

(1) 每天用示指上推眼睛外角来锻炼自己的眼睛，让自己的眼睛多多“运动”，保持眼睛的灵活性，以改变焦距。

(2) 早上洗脸的时候，用清水润湿手指，闭上眼睛，然后用手指轻轻按揉眼眶周围，持续 1～2 分钟，然后转一转眼睛，有助于促进眼睛周围血液循环。

(3) 注意闭眼休息，预防眼部疲劳导致视力下降。

(4) 每天做眼保健操，上午下午各一次，或眼睛疲劳时做眼保健操，预防视力下降。

(5) 多吃水果，吃橘子和香蕉等含有丰富维生素 C 的食物。

2. 治疗

一旦发现视力下降应先到医院就诊。假性近视则可以通过治疗得以恢复；真性近视应及时配眼镜加以矫正，防止视力进一步下降。

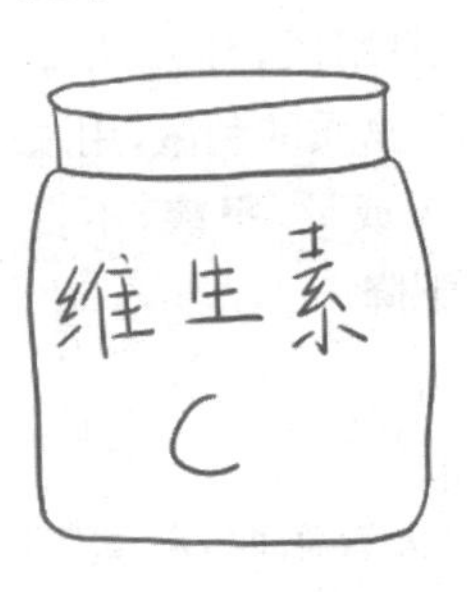

五、护理小贴士

（1）补充维生素 A，增加眼角膜的光洁度，使眼睛明亮，看上去神采奕奕。补充足够的蛋白质，多吃瘦肉、鱼、乳、蛋类和大豆制品等蛋白质含量较高的食物。多喝水，多吃橘、柑、柚、番茄、鲜枣、猕猴桃和蔬菜等富含维生素 C 的食物，同时注意补充维生素 B_1、维生素 B_2，钙、磷、锌、铬、钼以及硒等参与眼内物质代谢的微量元素。

（2）养成良好的用眼习惯。看书写字姿势要端正，看书时间长了要休息片刻；不要在光线暗弱及直射阳光下看书，不要卧床、乘车、走路进看书。身体距离书桌一拳，示指距离笔尖 1 寸，眼睛距离书桌 1 尺。

（3）每天做眼保健操锻炼，经常眺望远方。保证充足的休息和睡眠，注意情绪调节，保持心情愉悦。定期使用近视力表或电脑验光测试视力。

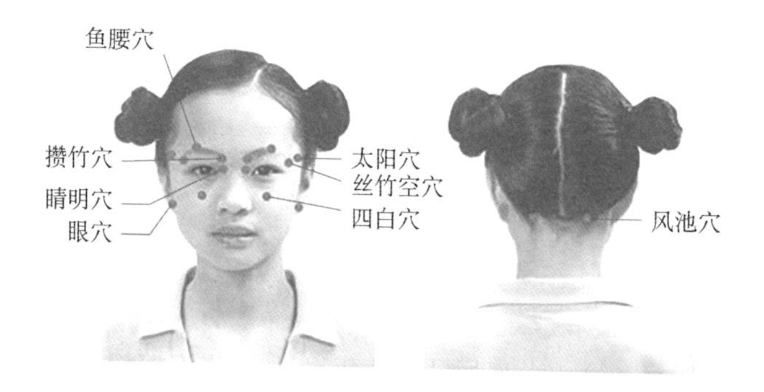

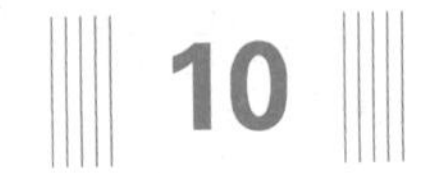

10 听觉障碍

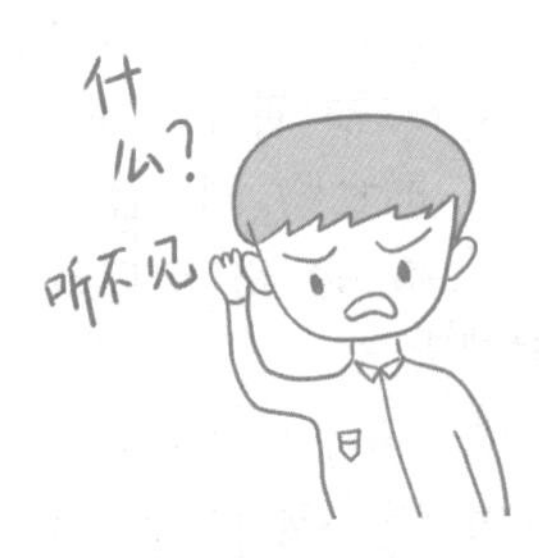

一、疾病简介

听觉障碍(dysaudia)是指听觉系统中的传音、感音以及对声音的综合分析的各级神经中枢发生器质性或功能性异常,导致听力出现不同程度的减退。习惯称为耳聋。

二、常见病因

包括遗传、病毒或细菌感染、耳毒性药物、头部外伤和放射线等致聋因素、药物和化学制剂、噪声性、外伤等,司乘人员因长期处于汽笛声等噪声中,容易出现听觉障碍。

三、常见症状

听觉障碍常见的临床症状有耳鸣、听觉过敏、耳聋、幻听及听觉失认。

四、预防与治疗

1. 预防

(1) 避免使用耳毒性药物,如链霉素等氨基糖苷类抗生素。

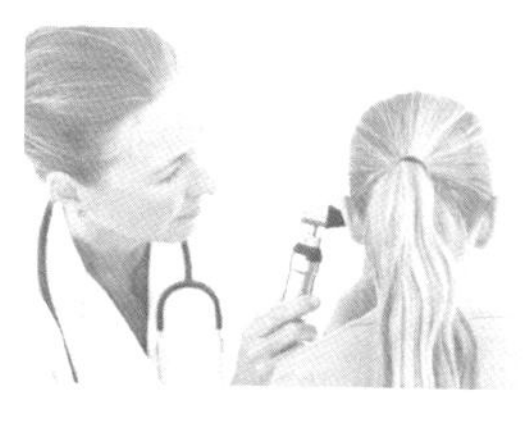

（2）及早治疗可能引起耳聋的病因，如高血压、糖尿病、肾病等要控制，合理用药，避免累及听力功能。

（3）做好针对噪声的防护，避免长时间处在噪声环境中、长期持续佩戴耳机等造成噪声性耳聋的易感因素。

（4）司乘人群要注意职业防护和定期复查检测自身听力。

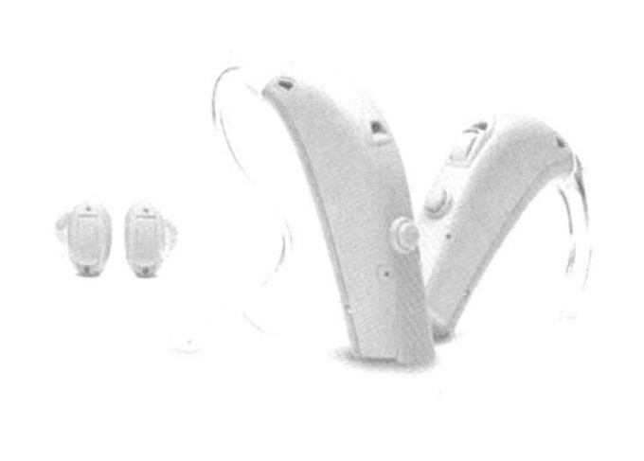

2. 治疗

遵医嘱使用抗生素等药物，必要时可考虑使用人工耳蜗骨、导助听器或振动声桥和骨锚式助听器，并行听觉言语康复训练。

五、护理小贴士

（1）保持居室安静轻松，避免精神刺激和过度劳累，尽量使自己保持轻松愉快的良好心境。

（2）不要挖耳朵，以免碰伤耳道，引起感染发炎，还可能弄坏耳膜。耳道不适时，可以用棉签蘸少许酒精或甘油轻擦耳道，亦可内服维生素B、维生素C和鱼肝油。

（3）尽量避免或减少日常生活噪声的干扰，

保护听力。

(4) 按摩耳垂前后的翳风穴和听会穴，增加内耳的血液循环，改善听力。宜每日早晚各按摩一次，每次 5～10 分钟，长期坚持。

(5) 平时生活注意调理，多喝普洱茶等，长期调理促进听力恢复。

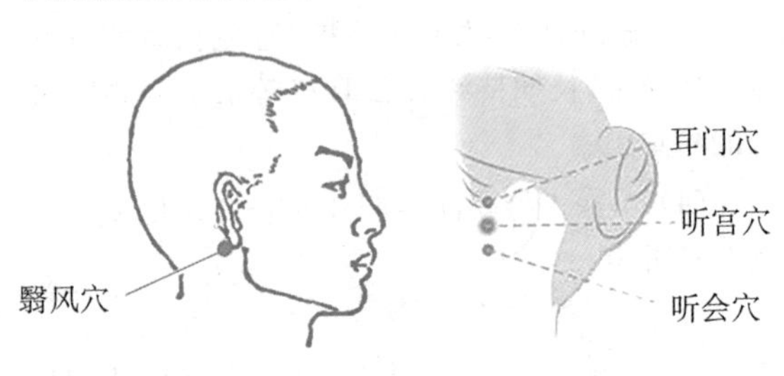

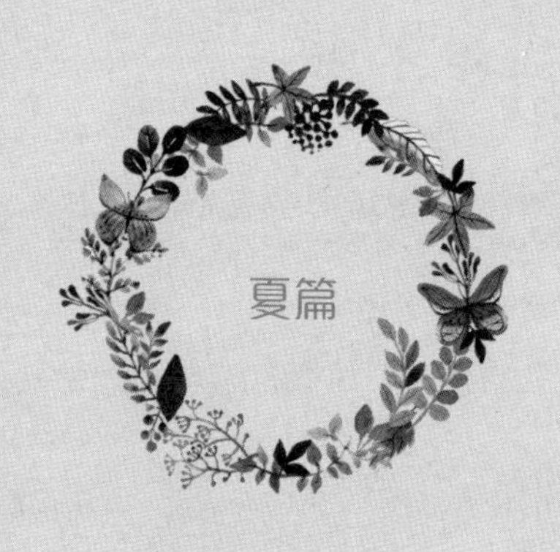

清新、健康的笑
犹如夏天的一阵大雨
荡涤了人们心灵上的污泥
灰尘及所有的污垢
显现出善良与光明
——高尔基

11

中暑

一、疾病简介

中暑(heat stroke)是指长时间暴露在高温环境中或在炎热环境中进行体力活动引起机体体温调节功能紊乱所致的一组临床综合征,以高热、皮肤干燥以及中枢神经系统症状为特征。

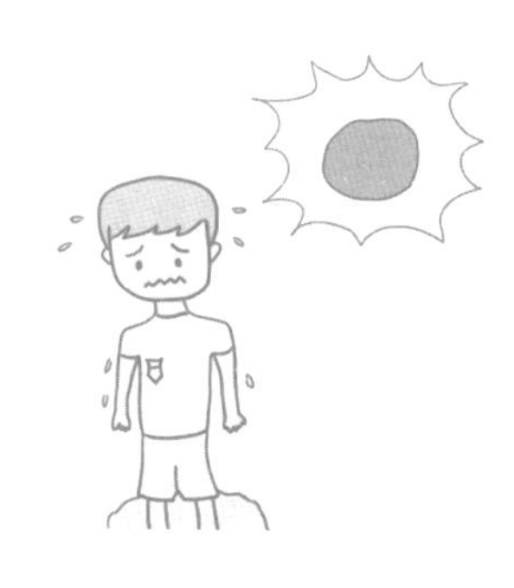

二、常见病因

(1) 环境因素。在高温的车间工作或露天作业时直接暴晒,使人大脑皮质缺血而引起中暑,空气中相对湿度的增强也易诱发中暑。

(2) 个人体质因素:在人群拥挤集中的公共场所,产热集中,散热困难,主要因周围空气循环不足,引起虚脱或短暂晕厥。

三、常见症状

中暑分为先兆中暑、轻症中暑和重症中暑。

(1) 先兆中暑、轻症中暑者口渴、食欲缺乏、

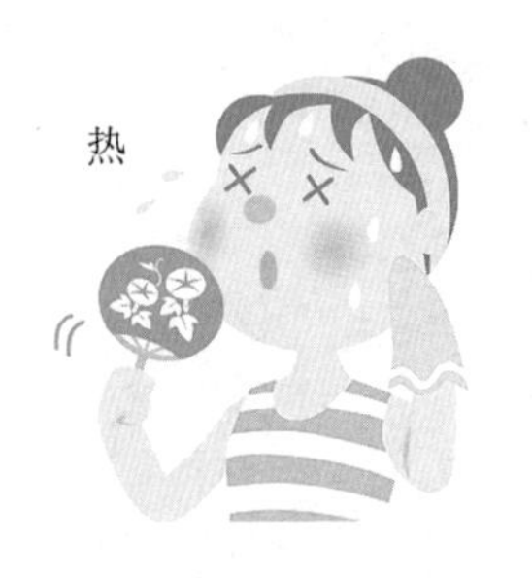

头痛、头昏、多汗、疲乏、虚弱，恶心及呕吐，心悸、脸色干红或苍白，注意力涣散，动作不协调，体温正常或升高等。

(2) 重症中暑包括热痉挛、热衰竭和热射病。

热痉挛是突然发生的活动中或者活动后痛性肌肉痉挛，通常发生在下肢背面的肌肉群，也可以发生在腹部。肌肉痉挛可能与严重体钠缺失和过度通气有关。

热衰竭是指在高温环境劳动而出现的血液循环功能衰竭，表现为血压下降、脉搏呼吸加快、大量出汗、皮肤变凉、血浆和细胞间液量减少、晕眩、虚脱等症状，无明显中枢神经系统损伤表现。

热射病是一种致命性急症，表现为高热（直肠温度≥41℃）、皮肤干燥（早期可以湿润），意识模糊，惊厥，甚至无反应，周围循环衰竭或休克。

四、预防与治疗

1. 预防

(1) 充足睡眠养足精神。晚上保证充足睡眠，同时进行适当的午睡，不仅可以避开高温还可以养足精神，

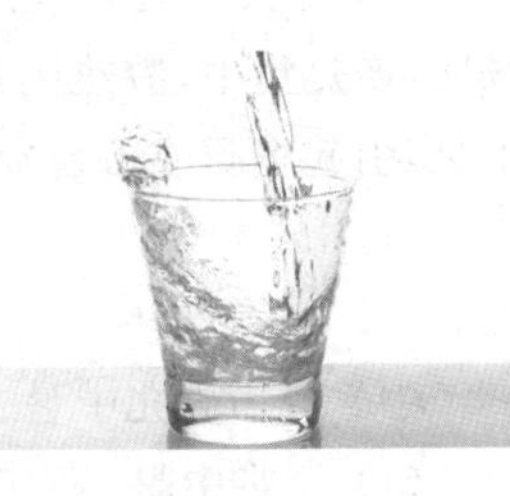

使大脑和身体各系统都得到放松，既利于工作和学习，也是预防中暑的好措施。

(2) 适当饮水补充水分。高温酷暑的夏天，不论运动量大小都要及时补充水分；千万不要等口渴时才喝水，因为口渴表示身体已经缺水了。

(3) 补充盐分和矿物质。烈日下工作者可以通过饮用盐开水或补充含有钾、镁等微量元素的运动型饮料补充盐分和矿物质。避免饮用冰冻饮料，以免造成胃部痉挛；高温时不宜饮用酒精性饮料和高糖分饮料，以免丢失更多水分。

(4) 健康饮食增强营养。多吃清淡低油低脂食物，减少人体热量摄入。可多喝番茄汤、绿豆汤、豆浆、酸梅汤等。

(5) 穿着轻薄、色浅。选择质地轻薄、宽松和浅色的衣物(如白色、灰色等)并戴上宽檐帽和墨镜或遮阳伞，有条件的可以涂抹防晒值 SPF 15 及以上的长波紫外线/中波紫外线(UVA/UVB)防晒霜。衣服被汗水浸湿时，应尽快脱下换上干净的衣衫，以免汗水中的盐分风干后，影响衣服的透气度。

(6) 户外活动携带防暑药品。尽量选择在阴凉处活动，并携带防暑药物，如人丹、清凉油等。若出现中暑症状就可及时服用防暑药品缓解病情。

(7) 室内避暑适度降温。尽可能待在家中避免外出，在家中可通过空调、电扇来降温。气温达到 35℃以上时，电扇已无法调节人体的热平衡，可通过洗冷水澡或开空调等降温。遇上停电可以去商场或图书馆等公共场所避暑。

(8) 驾车出行注意控温。离开停车场时切勿将儿童和宠物留在车内。

(9) 特殊人群防暑降温。老年人、孕妇、有心血管疾病的高危人群,应尽可能地减少外出并特别注意控制室温,服用防暑饮品,及时观察是否出现中暑征兆。

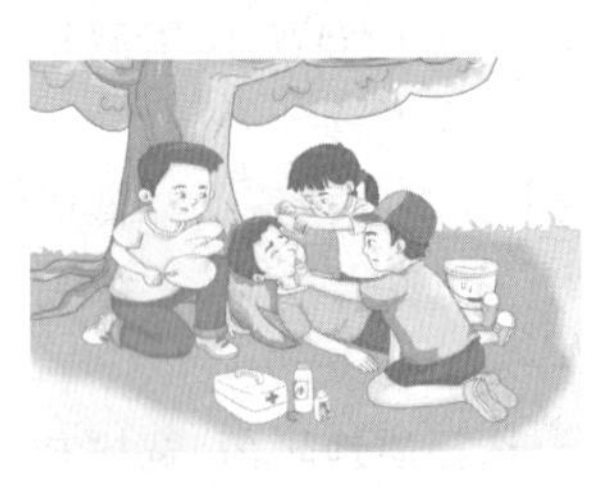

2. *治疗*

停止活动并在凉爽、通风的环境中休息。脱去多余的或者紧身的衣服。如果患者有反应并且没有恶心呕吐,给患者喝水或者运动饮料,也可服用人丹、十滴水、藿香正气水等中药。用湿的凉毛巾放置于患者的头部和躯干部以降温,或将冰袋置于患者的腋下、颈侧和腹股沟处。如果30分钟内患者情况没有改善,应及时就医。

五、护理小贴士

(1) 轻度中暑可将患者搬到阴凉通风处,以开着冷空调的室内环境为最佳。同时要解开患者衣领、腰带等紧绷部位加速通风。喝些含盐凉开水,常于休息后好转。

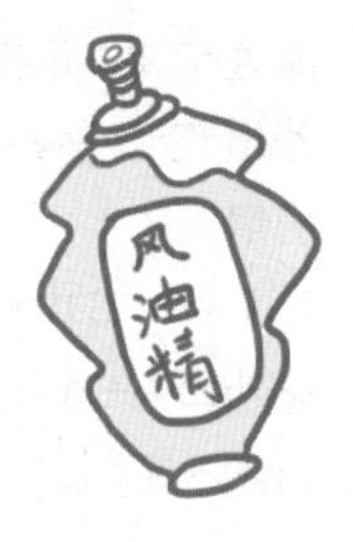

(2) 用湿毛巾冷敷额头，身体用凉水擦拭。有条件者，可将冰块、冰袋等置于额头、后脑勺、胸前、手肘及大腿根部等大血管流经处，达到迅速降温的效果。

(3) 若中暑较严重，应及时到阴凉通风处，解开衣服，平躺休息并喝含盐凉开水，吃人丹或藿香正气丸等药物，同时用冷水敷头部、颈部、腋窝、臂弯等处。注意补水应少量多次。

(4) 出现全身痉挛、神志不清、昏迷，甚至因高热、呼吸循环衰弱而休克等严重症状时，应及时送医院抢救。

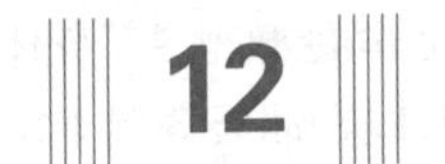

糖尿病

一、疾病简介

糖尿病(diabetes mellitus，DM)是由遗传和环境因素相互作用而引起的一组以慢性高血糖为特征的代谢异常综合征。分为1型糖尿病、2型糖尿病、其他特殊类型糖尿病和妊娠糖尿病。

二、常见病因

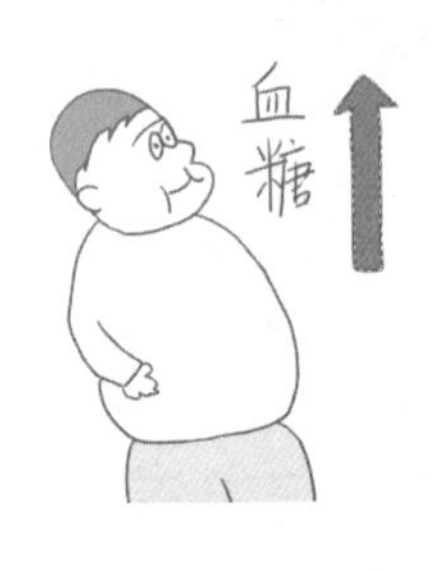

(1) 1型糖尿病。绝大多数是自身免疫性疾病，遗传和环境共同参与发病过程。

(2) 2型糖尿病。发病有更明显的家族遗传基础；胰岛素抵抗和β细胞功能缺陷；糖耐量减低和空腹血糖调节受损；其他疾病导致的血糖升高。

三、常见症状

(1) 1型糖尿病多在青少年期起病，起病急，症状明显，有自发酮症倾向。某些成年患者早期临床表现不明显，甚至不需要用胰岛素治疗。1型糖尿病患者一般很少肥胖，但肥胖也不能排除本病可能。

(2) 2型糖尿病多发生在成年人和老年人。患者多出现多尿、多饮、多食和体重减轻，皮肤瘙痒及四肢酸痛、麻木、腰痛、性欲减退等症状。同时伴有糖尿病酮症酸中毒、高血糖高渗状态、感染、低血糖等急性并发症，以及大血管病变、微血管病变、周围神经病变、糖尿病足等慢性并发症。

四、预防与治疗

1. 预防

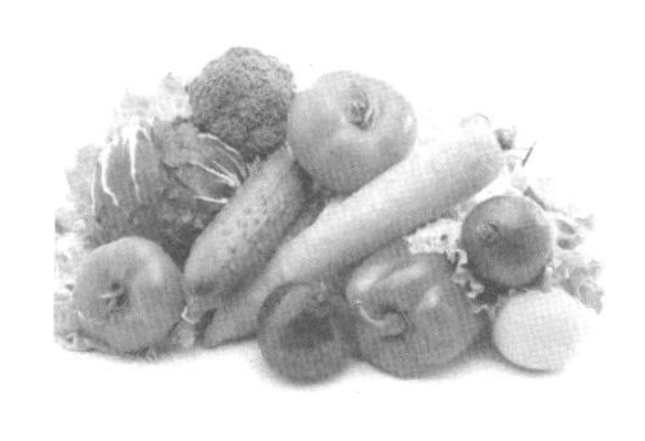

(1) 防止和纠正肥胖。避免高脂肪饮食，通过运动和饮食来实现减肥，因为腹部减肥能大大提高糖耐量，所以要特别关注腹部脂肪沉积。

(2) 饮食要保证合理体重及工作、生活的需要。食物成分合理，碳水化合物以非精制、富含可溶性维生素为好，占食物总热量的50%～65%，脂肪占15%～20%，蛋白质10%～15%。多吃蔬菜。

(3) 增加体力活动，参加体育锻炼。

(4) 积极发现和治疗高血压、高血脂和冠心病。

(5) 戒除烟酒等不良习惯。

(6) 定期做血糖检查。有肥胖或超重、血压与血脂有点偏高、有糖尿病家族史等糖尿病患病高风险者，30岁以后每3年测一次血糖；一般人群45岁以后每3年测一次血糖。早发现、早诊断、早治疗，甚至可以防止糖尿病高危人群发展成为糖尿病。除常规空腹血糖外，应重视餐后2小时血糖测定。

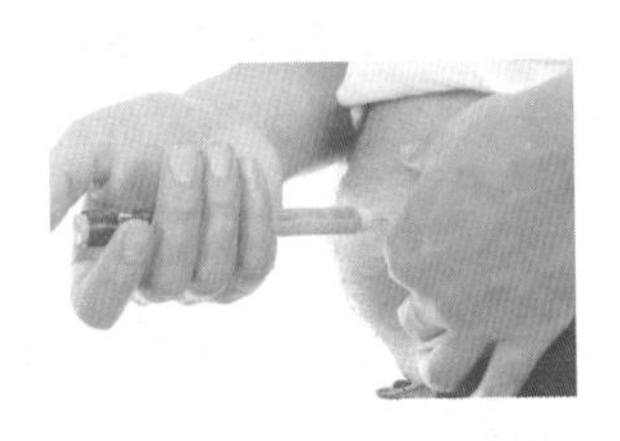

2. 治疗

目前尚无根治糖尿病的方法，但通过多种治疗手段可以控制好糖尿病。主要包括自我监测血糖、饮食治疗、运动治疗和药物治疗。

五、护理小贴士

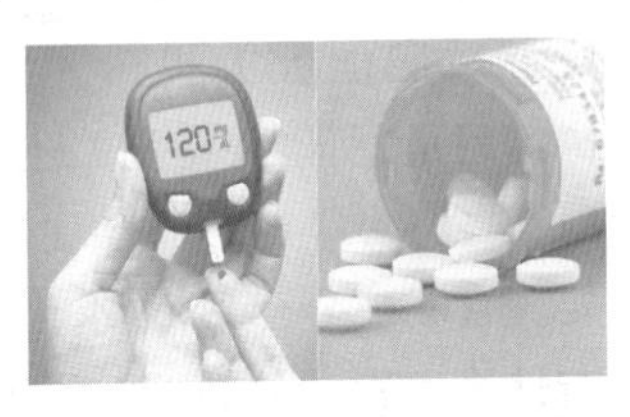

(1) 保持居室空气清新、阳光充足、通气良好。保证充足的休息与睡眠，进行适当体育锻炼，增强免疫力，避免剧烈运动。注意保暖，避免受凉，预防细菌及病毒感染。

(2) 按时按量服用降糖药或使用胰岛素，不可自行停药或减量。应用便携式血糖仪加强自我血糖监测，每天测量空腹血糖及餐后血糖，发现血糖波动过大或持续高血糖，应及时就医。

(3) 定期测量血压及体重。外出时随身携带识别卡，以便发生紧急情况时及时处理。

(4) 保证饮食平衡，使体重恢复正常并保持稳定。养成规律的生活习惯，戒烟酒。保持皮肤清洁，勤洗澡、勤换衣，洗澡时水温不可过热，香皂选用中性为宜，内衣以棉质、宽松、透气为好，皮肤瘙痒者不要搔抓皮肤。勤用温水清洗外阴并擦干，防止和减少瘙痒和湿疹的发生。

(5) 注意情绪调节，保持心情愉悦。正确处理疾病所致的生活压力，树立与糖尿病做长期斗争及战胜疾病的信心。

13 月经失调

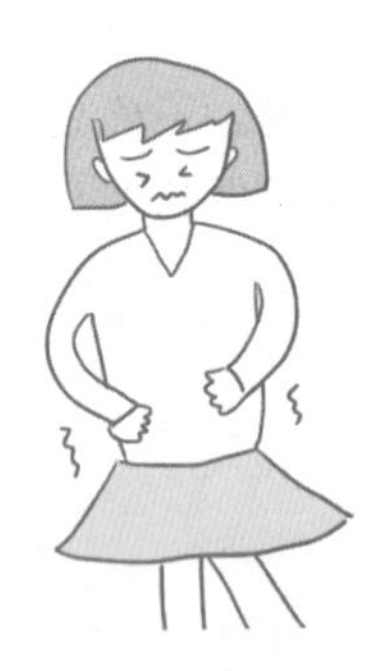

一、疾病简介

月经失调(menstrual disorder)也称月经不调，是妇科常见疾病，表现为月经周期或出血量的异常，可伴月经前、经期时的腹痛及全身症状。病因可能是器质性病变或是功能失常。

二、常见病因

(1) 长期的精神压抑、精神紧张或遭受重大精神刺激和心理创伤，都可导致月经失调或痛经、闭经。

(2) 妇女经期受寒冷刺激，会使盆腔内的血管过分收缩，而引起月经过少甚至闭经。

(3) 追求身材苗条的女性，盲目节食引起月经不调。

(4) 嗜烟酒引起月经失调。

三、常见症状

月经失调主要表现为月经周期或出血量的紊乱。

(1) 不规则子宫出血。月经过多或持续时间过长或淋漓出血。

（2）功能失调性子宫出血。是月经失调中最常见的一种。

（3）闭经。凡年过18岁仍未行经者称为原发性闭经；在月经初潮以后，正常绝经以前的任何时间内（妊娠或哺乳期除外），月经闭止超过6个月者称为继发性闭经。

（4）绝经。指月经停止12个月以上。

四、预防与治疗

1. 预防

（1）青春期前应学习、了解一些卫生常识，对月经来潮这一生理现象有一个正确的认识，消除恐惧及紧张心理。

（2）经期应注意保暖，忌寒冷刺激。

（3）注意休息、减少疲劳，加强营养，增强体质。

（4）应尽量控制剧烈的情绪波动，避免强烈的精神刺激，保持心情愉快。

2. 治疗

针对其具体病因进行相应治疗。可遵医嘱酌情选用激素或刮宫止血，或予口服补血药物或输液治疗，同时采用雌激素、孕激素单一或联合的周期治疗，也可用中医中药治疗。

五、护理小贴士

（1）避免游泳及盆浴，讲究女性卫生；避免涉水、淋雨，否则可能造成寒湿滞留及血液循环障碍；避免过度房事。

（2）身体注意保暖，勿过度食生冷寒凉性食物，如螃蟹、田螺、海产品、冰冻食品、冷饮等，以免引起月经骤止或淋漓不净，疼痛加剧。

（3）勿超负荷运动，不然会造成经血过多或延长，应做适度温和的运动，可放松肌肉促进血液循环。

（4）勿抽烟或过量食用含酒精、咖啡因的饮料。限盐（防止湿气滞留体内）、红肉（动物性脂肪会提升动情激素的量，可能促成经前综合征）、减少乳品摄取（乳糖会阻碍体内吸收镁）、减少进食多糖食物（甜食促使焦虑及情绪不稳，使水分滞留，更重要的是会使人发胖）。

（5）少吃加工食品、垃圾食物及速食。多吃鲜果、蔬菜，多吃富含纤维素的食物。有规律的生活，保证充足的睡眠、均衡的营养。避免焦虑紧张情绪，保持愉悦的心情。

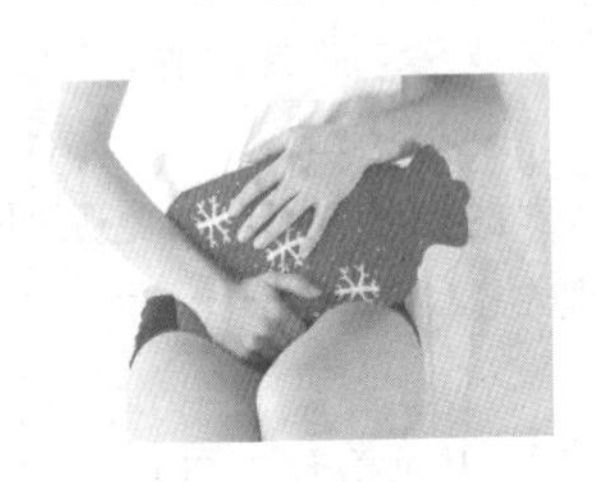

14

宫颈糜烂

一、疾病简介

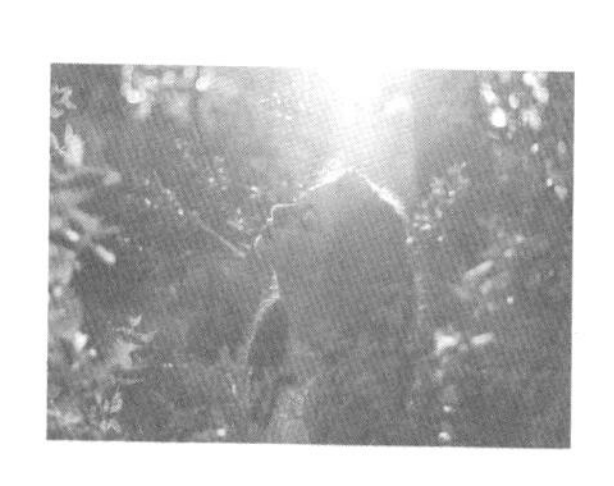

宫颈糜烂一般指宫颈柱状上皮异位（columnar ectopy）。女性在青春期来月经以后，有更多的类似“糜烂”一样的柱状上皮在宫颈口检查时被发现，绝经以后，女性雌激素水平下降，柱状上皮又开始退回内方，此时检查“糜烂”也就看不见了。本质上来说，所谓的宫颈糜烂，实际上是柱状上皮外翻。

二、常见病因

（1）清洁过度。清洁用品如果选择不当，使用较高浓度的消毒药液冲洗阴道，不仅会影响阴道正常菌群的生长，使其抑制病菌的作用下降，还会造成不用程度的宫颈上皮损伤，最终出现糜烂。

（2）性活动过早、过早的夫妻生活、频繁地更换伴侣以及强度过大，性伴侣过多，容易造成年轻女性宫颈糜烂。

（3）多次人工流产。由婚前性行为导致多次的宫颈扩张术、人工流产、诊断性刮宫等一些妇科手术，都可能导致宫颈损伤或炎症，最后引起宫颈糜烂的发生。

(4) 不洁的夫妻生活。年轻女性婚前性行为大多处于隐秘状态，加之年轻人没有稳定的经济来源，无法创造稳定、洁净的环境，因此患病的概率会大大增加。

三、常见症状

宫颈糜烂属正常生理现象，无特殊临床表现。有些人可能因宫颈的个体差异会有接触性出血。如有白带增多、发黄，有异味等，则是宫颈炎症的表现。

四、预防与治疗

1. 预防

(1) 宫颈的定期检查很有必要，不是为了预防宫颈糜烂，而是为了预防宫颈癌。

(2) 宫颈癌的发生与人乳头状瘤病毒(HPV)的感染有关，有些高危型 HPV 感染患者，在宫颈鳞柱交界区持续感染时，容易发生癌前病变和宫颈癌。

(3) 目前推荐 21 岁以后的女性应该每年进行一次宫颈刮片检查，30 岁以后，可以联合作 HPV 检查，如果连续 3 次 HPV 和宫颈刮片检查都阴性，可以间隔时间延长到 3 年检查一次，65 岁以后可以停止筛查。

2. 治疗

宫颈糜烂不需要进行任何治疗。但对于有症状的宫颈炎，需要进行治疗。急性炎症用栓剂药物治疗，慢性炎症可以采用激光或者冷冻等物理治疗的方法。

五、护理小贴士

（1）讲究性生活卫生，适当控制性生活，坚决杜绝婚外性行为和避免经期性交。

（2）及时有效地采取避孕措施，降低人工流产、引产的发生率，以减少人为的创伤和细菌感染的机会。

（3）凡月经周期过短、月经期持续较长者，应予积极治疗。

（4）防止分娩时器械损伤宫颈。

（5）产后发现宫颈裂伤应及时缝合。

（6）定期妇科检查，以便及时发现宫颈炎症，及时治疗。

（7）保持情绪稳定和心态平和，维持良好的心理状态。

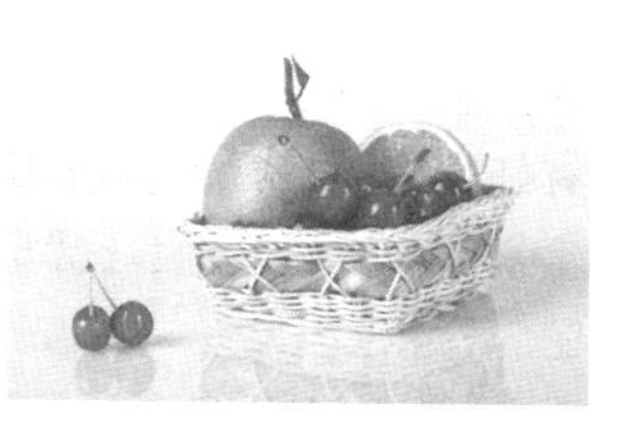

（8）进食营养丰富的食物，多吃新鲜蔬菜水果。

15 阴道炎

一、疾病简介

阴道炎(vaginitis)即阴道炎症,是导致外阴阴道症状如瘙痒、灼痛、刺激和异常流液的一组病症。正常健康妇女阴道由于解剖组织的特点对病原体的侵入有自然防御功能。当阴道的自然防御功能受到破坏时,病原体易于侵入,导致阴道炎症。

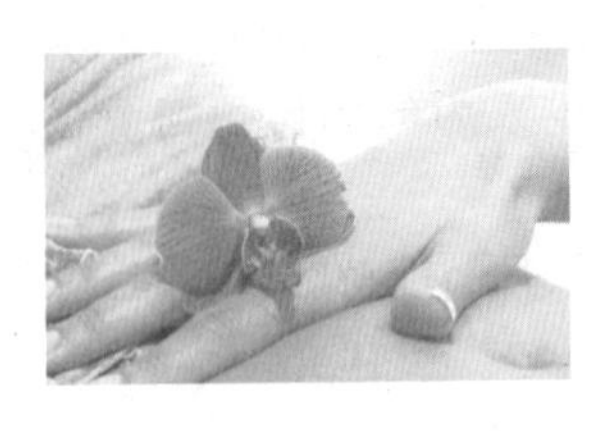

二、常见病因

(1) 细菌性阴道病。阴道内乳杆菌减少、厌氧菌增加。

(2) 念珠菌性阴道炎。80%～90%的病原体为白假丝酵母菌,酸性环境易于生长。常见诱因有妊娠、糖尿病、大量应用免疫抑制剂和广谱抗生素,以及胃肠道假丝酵母菌、着紧身化纤内裤、肥胖等。

(3) 滴虫性阴道炎。月经前后阴道酸碱度改变,月经后接近中性,滴虫易繁殖。常寄生于阴道、尿道或尿道旁腺、膀胱、肾盂、男性包皮褶皱、尿道、前列腺。常与其他阴道炎并存。

(4) 老年性阴道炎。绝经后妇女因卵巢功能衰退,雌激素水平降低,阴道壁萎缩,黏膜变薄,阴道内酸碱度增高,局部抵抗力降低,其他致病菌过度繁殖或容易入侵引起炎症,以需氧菌为主。

(5) 幼女性阴道炎。因婴幼儿外阴发育差、雌激素水平低及阴道内异物等造成激发感染所致,常见病原体有大肠埃希菌及葡萄球菌、链球菌等。

三、常见症状

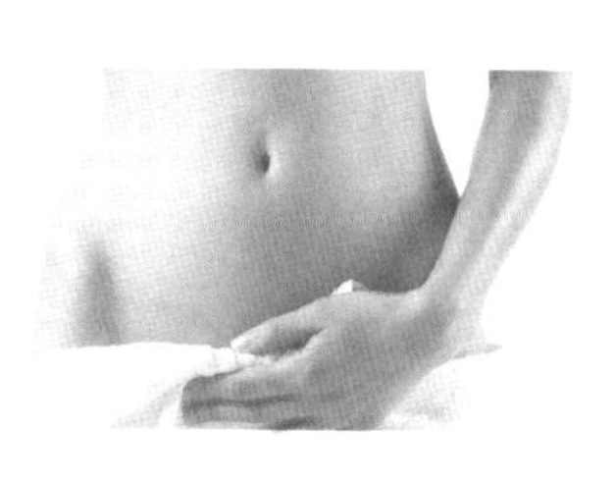

(1) 细菌性阴道病。阴道分泌物增多,有鱼腥味,性交后加重,可伴轻度外阴瘙痒或灼热感。阴道黏膜无充血的炎症表现,分泌物灰白色,均匀一致,稀薄,常黏附于阴道壁,易从阴道壁拭去。

(2) 念珠菌性阴道炎。外阴瘙痒、灼痛、性交痛。可有尿频、尿痛。分泌物白色稠厚,呈凝乳或豆渣样。外阴炎呈地图样红斑、水肿、抓痕,可见水肿、红斑、白色膜状物。

(3) 滴虫性阴道炎。阴道分泌物增多呈稀薄脓性、黄绿色、泡沫状有臭味,阴道口和外阴瘙痒。可合并尿道感染症状和不孕表现。阴道黏膜充血,灰黄色、黄白色稀薄液体或黄绿色脓性泡沫状分泌物。

(4) 老年性阴道炎。阴道分泌物增多，外阴瘙痒等，常伴有性交痛。

(5) 幼儿性阴道炎。主要为阴道脓性分泌物及外阴瘙痒。

四、预防与治疗

1. 预防

(1) 注意个人卫生、保持外阴清洁干燥；勤洗换内裤，不与他人共用浴巾、浴盆，不穿尼龙或类似织品的内裤，患病期间用过的浴巾、内裤等均应煮沸消毒。

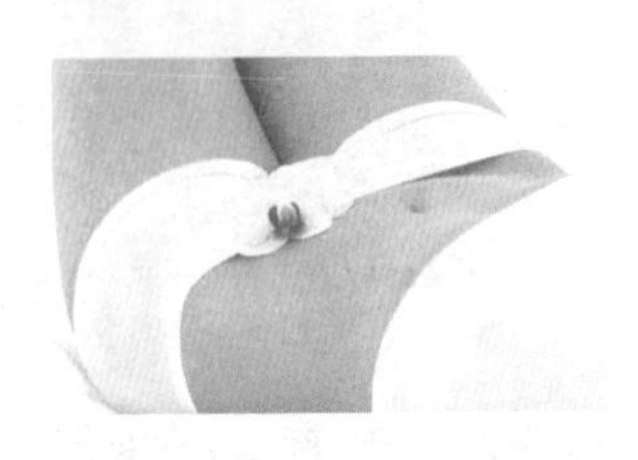

(2) 勤换卫生巾和护垫，尽量选用一些安全系数较高的卫生巾和护垫。

(3) 加强卫生宣传，对工厂、机关、居民特别是集体宿舍的女工、女学生等，应定期普查、普治，以消灭传染源。

(4) 饮食宜清淡，忌辛辣刺激，注意饮食营养，增强体质。

(5) 保证充足的休息与睡眠，进行适当体育锻炼，增强免疫力，避免剧烈运动。

(6) 新买来的衣服一定要清洗后才穿上，尽量选用棉质内裤，棉质内裤能够减少细菌的滋生，从而减少阴道炎的发生。

2. 治疗

一般阴道炎的药物治疗以外用为主。合并盆腔炎或者复发性阴道炎可以联合口服用药，必要时夫妻同治，注意长期口服抗生素可能抑制正常菌群，继发霉菌感染。

五、护理小贴士

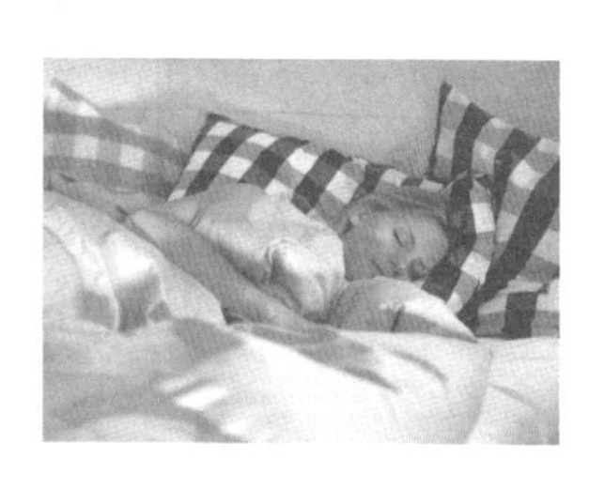

(1) 积极、尽早治疗，同时还要要求伴侣同时配合用药。

(2) 治疗期间禁止性交，或采用避孕套以防止发生交叉感染。月经期间宜避免阴道用药及坐浴。反复发作者应检查丈夫的小便及前列腺液，必要时反复多次检查，如为阳性应一并治疗。

(3) 内裤不能和其他衣物混洗，或隔夜，放洗衣机洗，经常沸水消毒或暴晒。

(4) 不要去消毒不合格的公共浴池等公共场所。

(5) 切勿乱用抗生素，破坏阴道菌群而导致霉菌阴道炎的发生。

(6) 出差常带一次性的洗漱用具以及浴巾、床单被套，尽量不要使用旅馆内的东西，避免交叉感染病菌。

(7) 经常对卫生间进行消毒，注意拖把等经常处于潮湿的环境中的用具消毒。

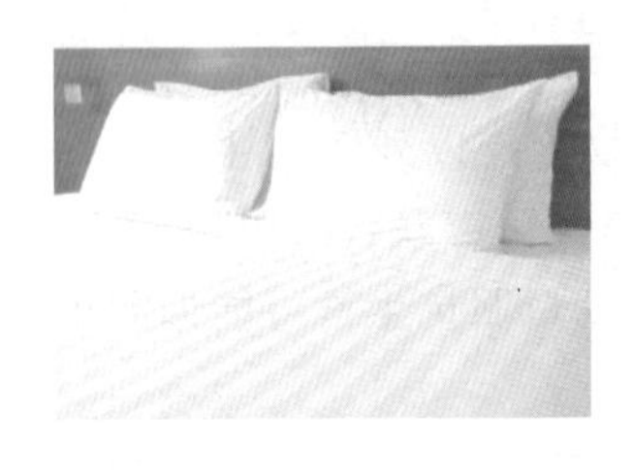

(8) 少吃鱼、虾、蟹等海鲜，以免加重阴部的瘙痒。少吃糖果、肥肉、动物油等，忌烟酒，避免加重炎症充血。

(9) 避免服用具有温里、补阳作用的中医中药，如人参，海马，桂皮等。

(10) 少吃辛辣、煎炸、烘烤、油炸食物，卤制品，麻辣烫等以及热性食物如牛肉、羊肉等，食用后均会助热上火，加重阴道炎症充血。

16

附件炎

一、疾病简介

附件炎（annexitis）是指输卵管和卵巢的炎症。但输卵管、卵巢炎常常并发宫旁结缔组织炎、盆腔腹膜炎，且在诊断时不易区分。在盆腔器官炎症中，以输卵管炎最常见，由于解剖部位相互邻近，往往输卵管炎、卵巢炎、盆腔腹膜炎同时并存且相互影响。

二、常见病因

附件炎是致病微生物侵入生殖器官后引起输卵管、卵巢感染的常见疾病。未婚、已婚女性均可发生，常与盆腔结缔组织炎相伴发生。附件炎可使输卵管闭锁，导致不孕，诱发其他并发症。

三、常见症状

临床分为急性和慢性两种。

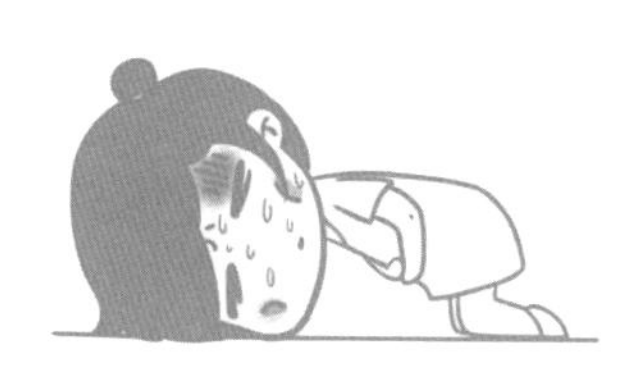

1. 急性附件炎

以急性下腹痛为主，伴发热，附件区有明显压痛和反跳痛，血常规检查可发现白细胞计数升高，中性粒细胞比例明显升高。急性附件炎如果治疗不及时或治疗不彻底，可转为慢性附件炎。

2. 慢性附件炎

患者出现下腹部坠胀、疼痛及腰骶酸痛等症状，时轻时重，并伴有白带增多、腰疼、月经失调等，常在经期或劳累后加重。双侧或单侧附件区压痛、增厚感，或出现压痛性的包块，白细胞计数升高或正常。由于输卵管和卵巢相邻，发生炎症时不易区分。输卵管的慢性炎症可导致输卵管纤维化增粗且阻塞不通，还可与周围组织粘连。如输卵管两端闭塞，可形成卵巢囊肿，易造成不孕或宫外孕。

四、预防与治疗

1. 预防

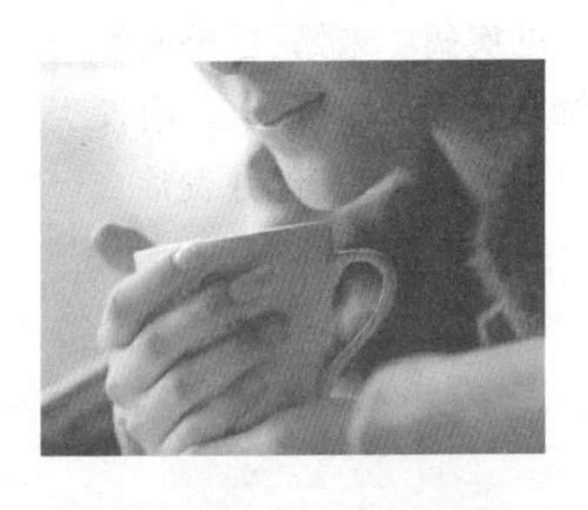

(1) 注意个人卫生。加强经期、产后、流产后的个人卫生，勤换内裤及卫生巾，避免受风寒，不宜过度劳累。经期避免性生活，以免感染。月经垫要注意清洁卫生，最好用消毒卫生纸。

(2) 多吃清淡的食物，有营养的食物如鸡蛋、豆腐、赤小豆、菠菜等。忌食生冷和刺激性的食物。注意多喝水以降低体温。

（3）尽量避免不必要的妇科检查，以免扩大感染，引起炎症扩散。定期妇检。世界卫生组织的倡议是成年女性每年至少接受2次专业医生的妇科检查，及早发现病变。一旦出现包括常见的痛经、白带异常等细微不适，都不可掉以轻心，这些都是生殖道感染的警报。

（4）每天用清水清洗私密部位一次，不必使用药物和肥皂，更不应进行阴道灌洗。保持私处干燥，勤换内裤。性生活前清洗私密器官。如果你的性伴侣有包皮过长，一定要翻开清洗。

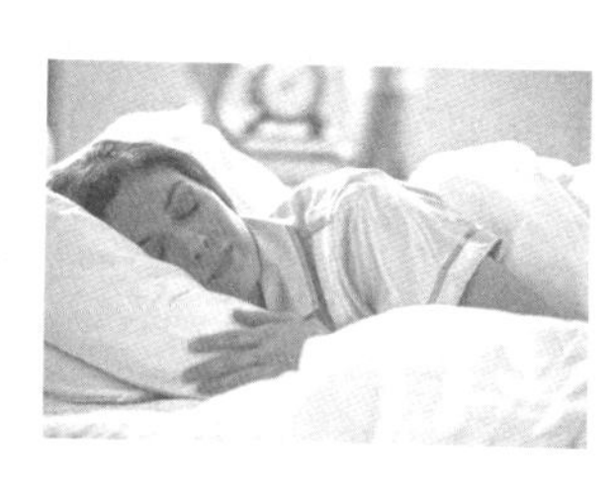

（5）树立信心，保持情绪稳定和心态平和，维持良好的心理状态。保证充足的休息与睡眠，进行适当体育锻炼，增强免疫力。

2. 治疗

遵医嘱选用适宜的抗炎药物，对症治疗。急性附件炎保守治疗无效后可要考虑手术。慢性附件炎如果久治不愈，形成输卵管积水，也应选择手术治疗。同时可采用激光、微波、离子透入等物理治疗。

五、护理小贴士

（1）注意多卧床休息，避免过分劳累，以免病情加重，同时采取半卧位使病灶局限。

(2) 注意饮食,尽量多食用清淡的食物。同时多吃鸡蛋、豆腐等蛋白质含量高的食物,保证营养的摄入。少吃生冷、有刺激性的食物。

(3) 经期及急性附件炎发作时避免性生活,以免造成炎症感染。

(4) 要特别注意经期的清洁卫生,用 pH 值=4 弱酸配方的女性护理液清洗外阴,卫生巾和护垫要经常更换,可以消毒卫生纸。

(5) 发热时应大量喝水,以降低体温。

(6) 避免不必要的妇科检查,避免炎症扩散。

17

子宫肌瘤

一、疾病简介

子宫肌瘤（hysteromyoma）是女性生殖器官中最常见的一种良性肿瘤，也是人体中最常见的肿瘤之一，又称为纤维肌瘤、子宫纤维瘤。

二、常见病因

子宫肌瘤是一种激素依赖性肿瘤。雌激素是促使肌瘤生长的主要因素，有学者认为生长激素、人胎盘催乳素与肌瘤生长亦有关，能协同雌激素促进有丝分裂而促进肌瘤生长。此外，神经中枢活动对肌瘤的发病也可能起重要作用。育龄、丧偶及性生活不协调也可能是诱发子宫肌瘤的原因。因此，子宫肌瘤的发生发展是多因素共同作用的结果。

三、常见症状

（1）月经改变为最常见的症状，包括月经周期缩短、经量增多、经期延长、不规则阴道流血等。

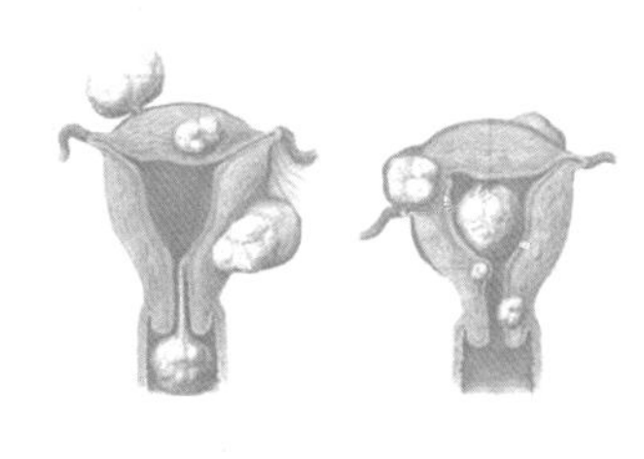

(2) 腹部胀大，下腹扪及肿物，伴有下坠感。

(3) 白带增多，有时产生大量脓血性排液及腐肉样组织排出伴臭味。

(4) 一般无腹痛，常有下腹坠胀、腰背酸痛等，当浆膜下肌瘤蒂扭转，出现急性腹痛肌瘤红色变时，腹痛剧烈且伴发热。

(5) 肌瘤向前或向后生长，可压迫膀胱、尿道或直肠，引起尿频、排尿困难、尿潴留或便秘。肌瘤向两侧生长，则形成阔韧带肌瘤，压迫输尿管引起输尿管或肾盂积水；如压迫盆腔血管及淋巴管，可引起下肢水肿。

(6) 不孕、继发性贫血、低血糖等并发症。

四、预防与治疗

1. 预防

(1) 合理避孕，减少人工流产次数，以免子宫受到机械刺激引起炎症。

(2) 合理的膳食，多吃富含维生素和蛋白质的食物，如瘦肉、鱼肉等，还要多吃蔬菜水果。适当摄取番薯、山药、蜂王浆等含有雌激素的食物。

(3) 适度锻炼身体，增强自身免疫力，预防子宫肌瘤。

(4) 定期进行体检。保持心态的平稳，有利于平衡内分泌系统，预防肌瘤的发生。

(5) 避免高脂肪饮食、体重过重、长期服用激素类药品、保健品以及使用一些含有雌激素的化妆品等。尤其是雌激素水平比较高的年轻女性，更应减少雌激素摄入。

2. 治疗

患者无明显症状且无恶变征象，可定期随诊观察。出现明显症状时应及时就医，遵医嘱应用激素或化疗药治疗，必要时进行手术。

五、护理小贴士

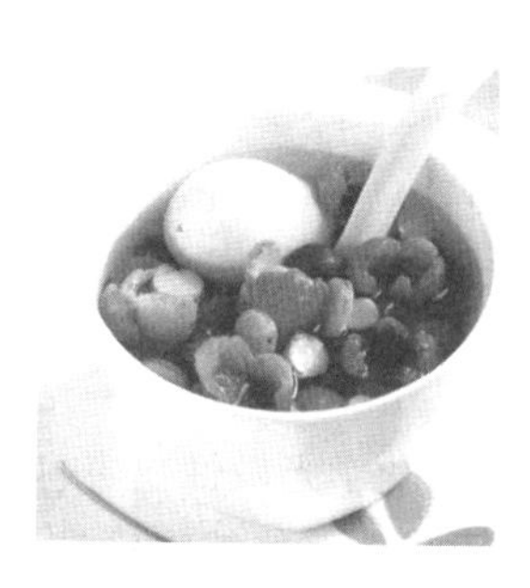

（1）定期B超检查子宫肌瘤的变化，必要时行手术治疗。

（2）术后应注意保持腹腔镜伤口清洁、干燥，伤口完全愈合后方可淋浴或清洗。

（3）术后会有少量的阴道出血是正常的，若阴道出血超过2周，则应及时就医。

（4）维持舒适的生活，适量运动，有助于身体的康复，行腹腔镜输卵管手术及腹腔镜卵巢手术的患者，手术后2周方可恢复正常作息。

（5）调节生活习惯，不要熬夜、每天早睡早起，心情放松，避免情绪紧张，经常运动，不吃富含激素的食物，经常吃点补充气血的食物。

光敏性皮炎

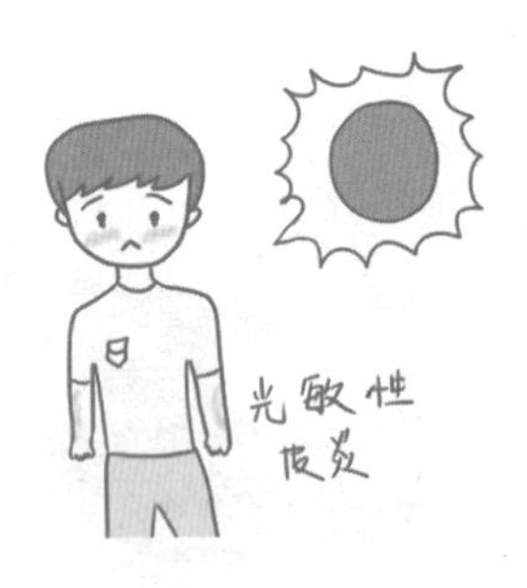

一、疾病简介

光敏性皮炎(photosensitive dermatitis)有时被认为是一种对阳光的过敏，是一种阳光引发的免疫系统反应。光敏性皮炎包括日光性荨麻疹、化学光敏性皮炎和多形性日光疹，以暴露在日光下部位的瘙痒性突发性皮疹为特征。这种光敏感的体质可以遗传。

二、常见病因

外源性光敏物经皮肤接触或内服吸收，或者皮肤吸收一定能量和一定波长的光，导致皮肤损害形态多种多样的光敏性皮炎。光敏性皮炎也可由化妆品中含的香料引起，如香皂、洗面奶、沐浴露等，它们在洗浴时渗入皮肤、在散射阳光的作用下，使皮肤发生过敏性反应。

三、常见症状

皮损始发于受日光照射后数小时内，呈局限性片状红斑，多发生在与光敏性物质接触并受到日光照射的部位，如头部（头发稀疏者）、双额部、耳前、颈后部、手背等边界较清楚的部位，有烧灼感或疼痛。脱离光敏物质或避免日光照射后，皮炎消退较快，局部可留有不同程度的色素沉着。严重者可出现水肿和水疱，或伴有结膜炎及头痛、头昏、乏力、口渴、恶心等全身症状。

四、预防与治疗

1. 预防

（1）从事户外活动时应当做好防护工作，加戴太阳帽、穿长衣长裤、打遮阳伞等。

（2）避免大量食用芹菜、油菜、菠菜、白菜等易引起光敏性皮炎的蔬菜。

（3）吃蔬菜水果前一定要充分清洗干净，再浸泡一段时间后食用。

（4）避免接触香皂、洗面奶、沐浴露等含有多种复杂香料成分的清洁剂。

2. 治疗

治疗以支持疗法为主，轻症者口服或肌内注射多种维生素，重症者可给予5%葡萄糖加大剂量维生素C静脉点滴，必要时遵医嘱服用肾上腺皮质类固醇激素。

五、护理小贴士

（1）应避免接触光敏性物质。一旦接触或内用进入体内，则应尽量避免受日光照晒。

（2）外出时应穿长袖衣、戴草帽，外涂防光剂

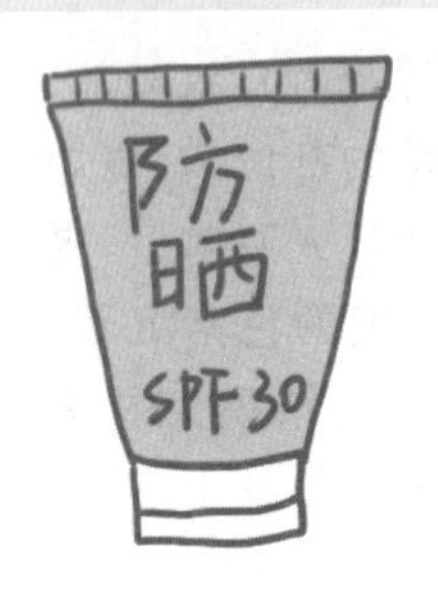

如对氨基苯甲酸、二氧化钛制剂。

(3) 高度敏感者应避免日光灯照射。已发生皮炎者，则按一般皮炎、湿疹处理。

(4) 坚持用凉水或温水冲澡，不在皮肤上用任何清洁护肤品，缓解病情，防止复发。

(5) 注意饮食营养的均衡，平时多食新鲜果蔬、适量脂肪，以保证皮肤弹性，增强皮肤的抗皱力，少吃油腻、甜食及刺激性食物，戒烟，忌酒等。

(6) 多吃富含维生素 C 和维生素 B_{12} 的食物，阻止和减弱对紫外光的敏感，促进黑色素的消退，恢复皮肤的弹性。

(7) 保持情绪稳定和心态平和，维持良好的心理状态，增强战胜疾病的信心。

(8) 保证充足的休息与睡眠，进行适当体育锻炼，增强免疫力。

19

下肢静脉曲张

一、疾病简介

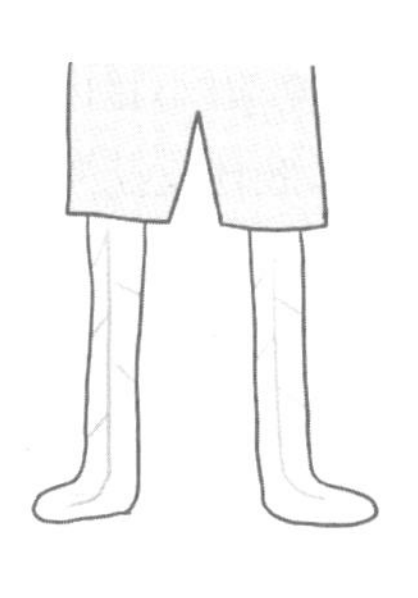

下肢静脉曲张(varicose vein of lower limb)是指下肢浅表静脉发生扩张、延长、弯曲成团状,晚期可并发慢性溃疡的病变。本病多见于中年男性,或长时间负重或站立工作者。下肢静脉曲张是静脉系统最重要的疾病,也是四肢血管疾患中最常见的疾病之一。

二、常见病因

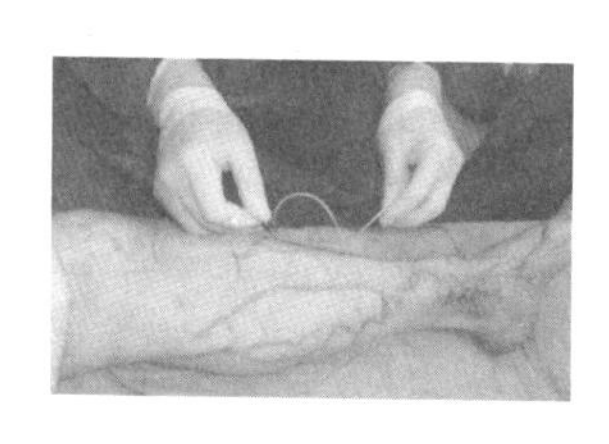

多见于长期站立工作,重体力劳动、妊娠、慢性咳嗽、长期便秘等。同时,随年龄增大,静脉壁和瓣膜逐渐失去其张力,容易加重下肢静脉曲张。可能由于女性骨盆较宽大,血管结构过度弯曲以及月经期、妊娠期和绝经期时均可使骨盆内的静脉增加充血,故静脉曲张以女性多见。

三、常见症状

发病早期，多为下肢酸胀不适及钝痛感，同时有肢体沉重感，易感乏力。多在久站后上述感觉加重，通过平卧、肢体抬高可缓解。病变中后期，静脉壁受损，静脉隆起、扩张、迂曲，呈蚯蚓样外观，以小腿内侧大隐静脉走行区明显。病程长者，肢体皮肤则出现营养性改变，如脱屑、瘙痒、色素沉着等，甚至形成湿疹及溃疡。随着病情进展，可伴随血管走行的疼痛、下肢肿胀、淤积性皮炎、浅静脉血栓等症状。

四、预防与治疗

1. 预防

（1）此病有遗传倾向，一般 30 岁左右发病，因此在儿童和青少年时期应勤于运动，增强体质，有助于防治。

（2）注意控制体重，肥胖虽不是直接原因，但体重过重可能会造成腿部静脉回流不畅，加重静脉曲张。

（3）长期从事重体力劳动和长期站立工作者，工作间歇多做抬腿运动或下蹲练习，以减少下肢负荷过重；经常按摩腿部，减轻肌肉酸胀痛，以促进局部血液循环，最好穿弹力袜，改善且预防下肢静脉曲张。

（4）妇女经期和孕期等特殊时期要特别注意腿部休息，要经常按摩腿部，帮助血液循环，避免静脉曲张。

（5）戒烟，避免口服避孕药，以免血液黏滞度增加，导致血液淤积。

（6）睡前热水泡脚，消除疲劳，促进下肢血液循环。

（7）休息时抬高双腿，帮助静脉血液回流。

（8）每天坚持一定时间的行走，发挥小腿肌肉的“肌泵”作用，防止血液倒流的压力。

2. 治疗

症状较轻者可穿着弹力袜治疗，必要时采用高位结扎和剥脱术等进行根治。近年来涌现的硬化剂、激光闭合、射频消融、冷光源透光旋切等微创治疗方法，也取得了不错的效果。

五、护理小贴士

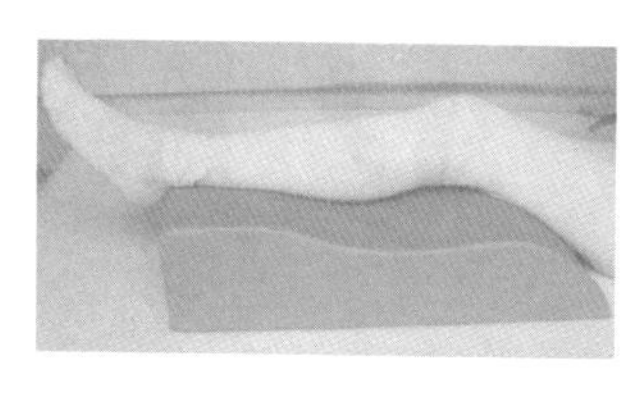

（1）出现皮下淤血或皮肤破溃外出血时，可抬高患肢和局部加压包扎，必要时缝扎止血，以后再作手术治疗。术后尽量少提重物，避免久行久立。适当进行轻体力运动，保持脚及腿部皮肤清洁、干燥。出院后仍需穿弹力袜或用弹力绷带3～6个月。

（2）休息时将患肢抬高20°～30°。保持良好的姿势，避免久坐、坐时双膝交叉过久。以防静脉回流障碍时发生足背、足趾水肿和微血管血栓形成。避免用过紧的腰带、吊袜和紧身衣裤。多喝水，多吃新鲜瓜果蔬菜，保持大便通畅，避免肥胖戒烟。

(3) 进行预防下肢静脉血流淤滞的体操，促进下肢静脉血液回流，防止下肢静脉淤血，减轻患肢沉重、肿胀、疼痛等一系列症状。坚持适量运动，避免剧烈运动，活动量以短时间、短距离为宜，在患肢耐受范围内逐渐增加运动量。定期复查，如若出现患肢红肿胀痛需马上就诊。

六、弹力袜的正确选择与使用

1. 弹力袜的选择

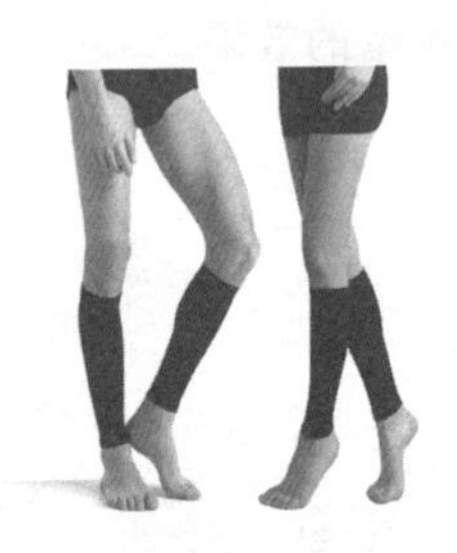

(1) 合适的弹力袜是预防下肢静脉曲张相对有效的方法之一。根据发病部位选择袜子的长短，如病变在小腿的可以选择膝长型的袜子。测量小腿最粗部分周长来确定型号。以足跟到腘窝横纹处的高度确定袜长。

(2) 病变范围广时，累及大腿者可选择腿长型的弹力袜；测量臀部横纹处的腿围和小腿最粗部分周长来确定型号；足跟到臀横纹的高度确定袜长。

(3) 根据需要选择不同的压力。压力分为低压、中压、高压3种：低压(预防型)适用于静脉曲张、血栓高发人群的日常保健预防，以及手术后或其他原因不能充分活动者；中压(治疗型)适合浅静脉曲张的治疗与预防；高压(治疗型)适合于明显的下肢静脉曲张，静脉血流淤滞，静脉炎和其他静脉疾病的患者。

2. 弹力袜的使用及保存

(1) 穿弹力袜应在每天早上起床前进行，若已起床应重新平卧抬起下肢3～5分钟，使静脉血排空再穿。

(2) 每天穿戴8～12小时。夜间休息时应脱下，不可穿着休息。

(3) 选用中性沐浴露，水温不超过40℃，清水漂净弹力袜，不拧干、不暴晒、不烘干，自然平放晾干，以延长弹力袜的使用寿命。

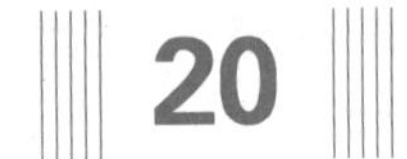

淹溺

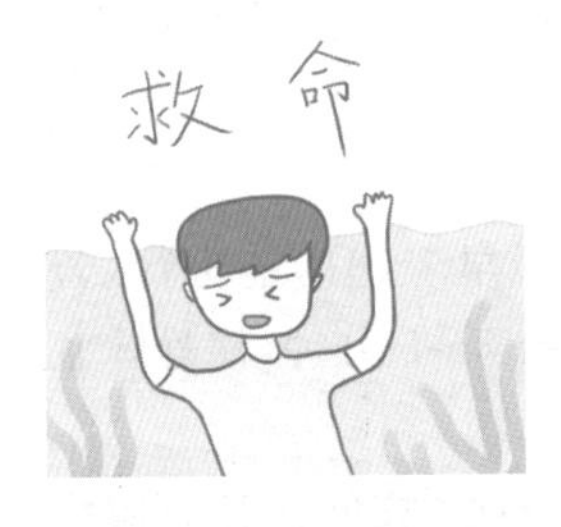

一、疾病简介

淹溺(near-drowning)又称溺水，是人淹没于水或其他液体介质中并受到伤害的状况。水充满呼吸道和肺泡引起缺氧窒息；吸收到血液循环的水引起血液渗透压改变、电解质紊乱和组织损害；最后造成呼吸停止和心脏停搏而死亡。

二、常见病因

夏日里，司乘人员长期在户外感受炎热，易前往停车地点周围水域，如河流等，洗澡或游泳，以解暑，但由于安全意识淡薄，常出现溺水等事故，发生呼吸急促、低氧血症、急性肾衰竭等并发症，还可引起化学物质中毒。

三、常见症状

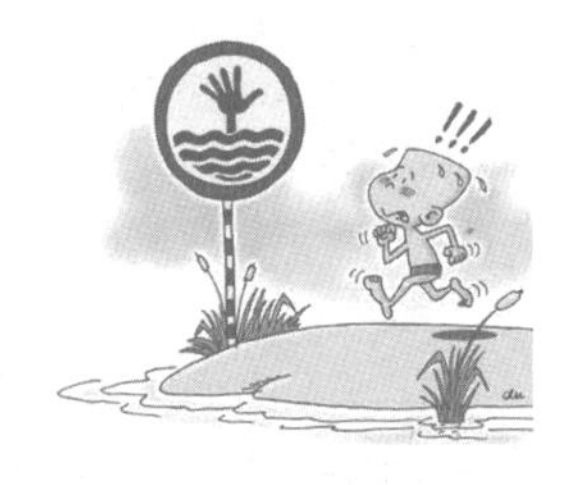

常表现为面部肿胀、结膜充血、口鼻腔充满血性泡沫、皮肤黏膜青紫、肢体湿冷、烦

躁不安或神志不清、呼吸不规则、肺部啰音、心音弱而不整、上腹胀满。淡水淹溺者有血液稀释和溶血的表现,海水淹溺者有血液浓缩和高血钾的表现。严重者心跳呼吸停止而死亡。

四、预防与治疗

1. 预防

(1) 学会熟练的游泳技术。不要独自在河边、山塘边玩耍,不去非游泳区游泳。下水前观察游泳处的环境,若有危险警告,则不能在此游泳。即使带着救生圈也不游到深水区。

(2) 下水前试试水温,若水太冷,就不要下水。下水时切勿太饿、太饱,饭后 1 小时才能下水,游泳前要做适当的准备活动,以防抽筋。

(3) 在海水中游泳,要沿着海岸线平行方向而游,游泳技术不精良或体力不充沛者,不要涉水至深处。在海岸做标记,留意自己是否被冲出太远,及时调整方向,确保安全。

(4) 对自己的水性要有自知之明,下水后不能逞能,不要贸然跳水和潜泳,更不能互相打闹,以免喝水和溺水。不要在急流和漩涡处游泳,更不要酒后游泳。

2. 治疗

迅速清除口、鼻中的污物,保持呼吸道通畅,迅速将患者置于抢救者屈膝的大腿上,头倒悬轻按患者背部迫使呼吸道及胃内的水倒出。淡水淹溺者可用 3%的高渗盐水静滴,海水淹溺者可用5%葡萄糖或低分子右旋糖酐静滴。立即进行心肺复苏,采取措施防治并发症。

五、护理小贴士

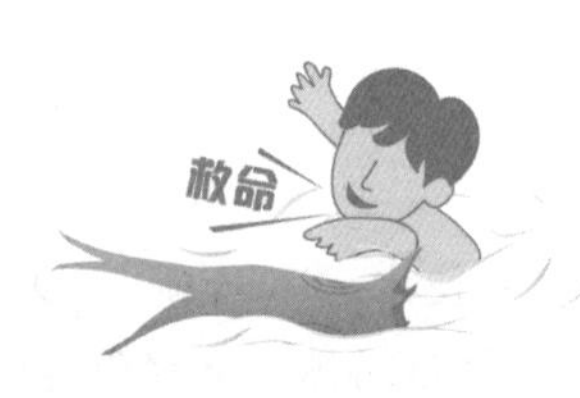

(1) 在游泳时,如果突然觉得身体不舒服,如眩晕、恶心、心慌、气短等,要立即上岸休息或呼救。若小腿或脚部抽筋,千万不要惊慌,可用力蹬腿或做跳跃动作,或用力按摩、拉扯抽筋部位,同时呼叫同伴救助。如果在水中突然抽筋,又无法靠岸时,立即求救。如周围无人,可深吸一口气潜入水中,伸直抽筋的那条腿,用手将脚趾向上扳,以解除抽筋。

(2) 如果不幸溺水,首先必须保持冷静,不要惊慌失措。在呼救后应放松全身,让身体漂浮在水面上,将头部浮出水面,用脚踢水,防止体力丧失,等待救援。身体下沉时,将手掌向下压。不要在水中胡乱扑腾,一定要保持体力,顺着水的起伏,脚用力向下蹬,手向下划水,当头露出水面时尽量呼吸空气。

(3) 当救援人员展开营救时,一定要冷静,按照救援人员说的去做,当救援人员靠近时,千万不要一把抱住救援人员,如果这样后果很严重,可能不仅救不了你,救援人员也会有生命危险。

(4) 四周无人情况下,就要展开自救了,首先看好方向，深吸一口气后憋住，手和脚同时划水（不会游泳的人憋气后也可以短暂的漂浮在水面）。当气尽后，不要紧张，待露头时继续之前的动作直至岸边。

21

心理问题

一、疾病简介

公交车
太大声
吵死啦!
报站声
太小啦!!
唉~
众口难调

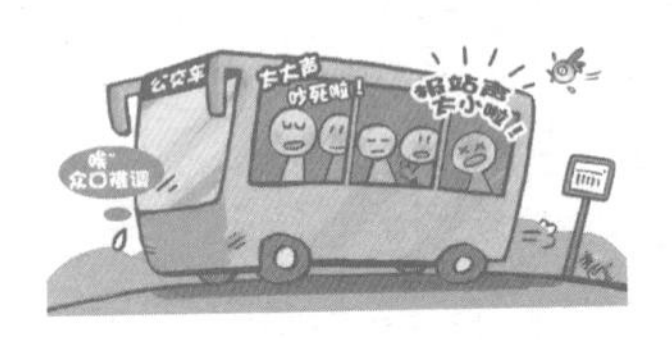

心理问题不同于生理疾病，它是由人内在精神因素准确地说是大脑中枢神经控制系统所引发的一系列问题，它会间接改变人的性格、世界观及情绪等。司乘人员长期处于动荡的车厢、穿梭的人流中，经历多样的情绪体验，容易出现心理问题。

二、常见病因

凶

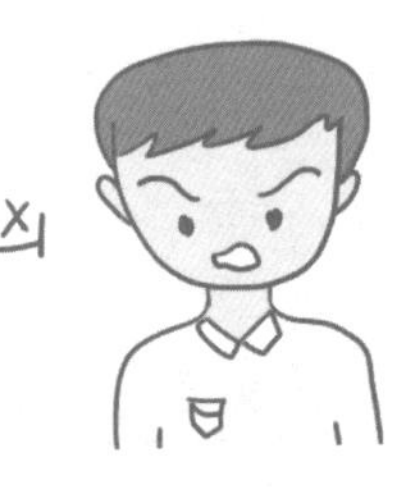

人都会有七情六欲、喜怒哀乐，遭遇不顺心的事而产生相应的不良情绪是正常的，也比较容易被感知和消解，但如果长期感受着不适情感，那就要警惕了。量变引起质变，积劳易成体疾，积郁易成心疾，长久地劳累能引发相应的生理疾病，长久地体验不良的情感势必要引发心理疾病。

三、常见症状

（1）心理问题基本表征都集中地反映为情绪

性障碍，即焦虑与恐惧。

（2）在工作中，较容易出现态度冷硬、行为粗暴等，甚至由于病态观念而产生对事业的冷漠，或进一步导致人格发展的偏离、人格障碍，以及心理问题与职业效能的恶性循环或者心理严重恶化（自我封闭、自杀倾向与极端的攻击性倾向）。

四、预防与治疗

1. 预防

（1）积极参加职业心理学知识的学习，参与系统的心理训练如自信心训练、意志力训练、情绪稳定性训练、抗诱惑训练、心理承受能力训练、个性和谐塑造训练和人际交往策略训练等。

（2）心理压力最好的排解方法就是宣泄，当面对或处理某件危机事件后，积极参加有计划的、系统的心理辅导。

（3）进食富含色氨酸的食物时，与碳水化合物含量多的食物，如米饭、面食、蔬菜以及水果一起食用，有助色氨酸消化、吸收和供大脑利用。

（4）经常食用鱼肉尤其是深海鱼等富含n-3脂肪酸的食物，可以消除焦虑紧张情绪、振奋精神。

（5）合理地安排生活、工作时间，正视自己的精力，凡事不要勉强。

2. 治疗

普通心理问题，属于心理失衡范畴，可以通过心理咨询或运用心理平衡术得到适应性解决，

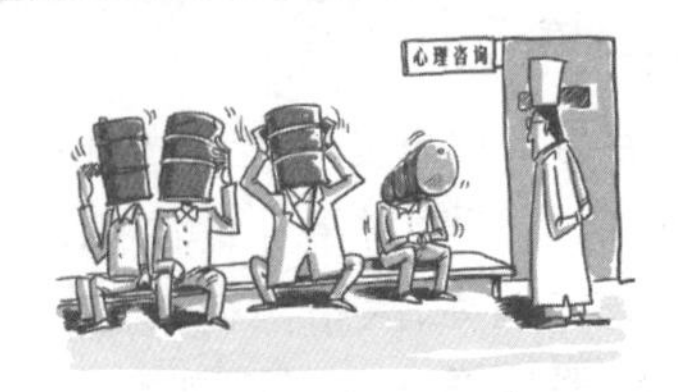

可以在心理专业人员的辅导下进行，也可以由从业人员掌握后自我独自进行。严重的心理问题，即精神异常（心理障碍），需要由专业人员给予心理治疗来解决。

五、护理小贴士

（1）保持住房环境安静、安全、舒适。

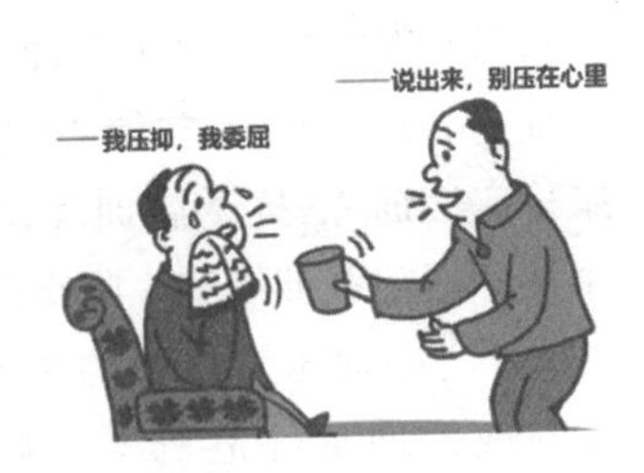

（2）建立健康的生活方式，合理安排休息和娱乐活动，保证充分的休息和睡眠，避免过度劳累。

（3）适当参与室外锻炼，如散步、打太极拳、体操、慢跑等。

（4）在车厢中工作时携带自己喜欢的书籍或在手机中安装喜欢的游戏，空闲时调剂自身情绪，缓解紧张焦虑。

（5）保持情绪稳定和心态平和，避免不良心理，如过度喜悦、愤怒、恐惧、悲伤等。

（6）多参加团体活动，以免社交障碍产生焦虑，建立和谐的人际关系。

（7）必要时求助专业心理咨询师。

秋篇

秋凉晚步

秋气堪悲未必然
轻寒正是可人天
绿池落尽红蕖却
荷叶犹开最小钱

——杨万里

22

高血压

一、疾病简介

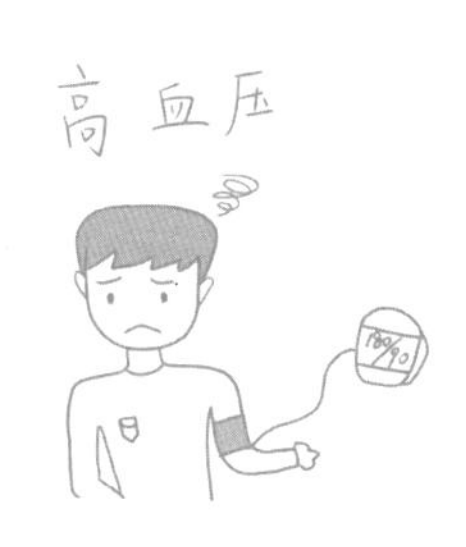

原发性高血压指病因未明、以体循环动脉血压升高为主要表现的临床综合征。在安静状态下，动脉收缩压≥140 mmHg(18.7 kPa)和(或)舒张压≥90 mmHg(12.0 kPa)，常伴有脂肪和糖代谢紊乱，以及心、脑、肾和视网膜等器官功能性或器质性改变。

分类	收缩压(mmHg)		舒张压(mmHg)
正常血压	<120	和	<80
正常高值	120～139	和(或)	80～89
高血压	≥140	和(或)	≥90
1 级高血压(轻度)	140～159	和(或)	90～99
2 级高血压(中度)	160～179	和(或)	100～109
3 级高血压(重度)	≥180	和(或)	≥110
单纯收缩期高血压	≥140	和	<90

二、病因

(1) 遗传因素。近 60%的高血压患者有家族史。

(2) 精神和环境因素。长期的精神紧张、激动、焦虑，受噪声或不良视觉刺激等。

(3) 年龄因素。发病率有随着年龄增长而增高的趋势，40 岁以上者发病率高。

(4) 生活习惯因素。饮食不合理，如过多的钠盐、低钾饮食、大量饮酒、摄入过多的饱和脂肪酸。吸烟可加速动脉粥样硬化的过程，为高血压的危险因素。

(5) 药物的影响。避孕药、激素、消炎止痛药等均可影响血压。

(6) 其他疾病的影响。肥胖、糖尿病、睡眠呼吸暂停低通气综合征、甲状腺疾病、肾动脉狭窄、肾脏实质损害、肾上腺占位性病变、嗜铬细胞瘤、其他神经内分泌肿瘤等。

三、常见症状

(1) 起病隐匿，进展缓慢，初期很少有症状。

(2) 一般症状。头晕、头胀、失眠、健忘、耳鸣、乏力、多梦、易激动。

(3) 靶器官损害。①心脏。高血压是冠心病主要危险因子，合并冠心病可出现心绞痛、心肌梗死等症状；②肾脏。夜尿增多，严重肾损害时可出现慢性肾衰竭症状；③脑。头痛、眩晕、头胀、眼花等。血压骤然升高可产生高血压脑病，出现剧烈头痛、呕吐、视力减退、抽搐、昏迷等脑水肿和颅内高压症状。

四、预防与治疗

1. 预防

1）减轻精神压力，保持心理平衡

2）减少钠盐摄入

（1）每日应逐渐减至6g以下，建议使用可定量的盐勺。

（2）减少味精、酱油等含钠盐的调味品用量。

（3）少食或不食含钠盐量较高的各类加工食品，如咸菜、火腿、香肠以及各类炒货。

（4）增加蔬菜和水果的摄入量。

（5）肾功能良好者，使用含钾的烹调用盐。

3）控制体重

（1）减轻体重。按照中国标准，体重指数（BMI）≥23时称为超重[BMI＝体重（kg）÷身高（m）的平方]。

（2）饮食。遵循平衡膳食原则，控制高热量食物（高脂肪食物、含糖饮料及酒类等）的摄入，适当控制主食（碳水化合物）用量。

（3）运动。规律的中等强度的有氧运动是控制体重的有效方法。

4）戒烟、限酒

5）体育锻炼

每天应进行30分钟左右适当的体力活动；每周1次以上有氧体育锻炼，如步行、慢跑、骑车、游泳、健美操、跳舞和非比赛性划船等。

6）合理的活动安排

（1）5～10分钟的轻度热身活动。

（2）20～30分钟的耐力活动或有氧运动。

（3）放松阶段，约5分钟，逐渐减少用力，使心脑血管系统的反应和身体产热功能逐渐稳定下来。

2. 治疗

（1）非药物治疗。改善生活方式。

（2）高血压是一种终身性疾病，一旦确诊后应坚持终身治疗。

五、护理小贴士

（1）饮食。饮食宜清淡，忌辛辣油腻刺激性饮食，可适当饮茶。可降压的五谷杂粮：黄豆、玉米、黑米、红薯、绿豆等；可降压的蔬菜：芹菜、胡萝卜、茄子、洋葱、番茄、荠菜等；可降压的水果：猕猴桃、香蕉、柿子、苹果、西瓜、橙子；可降压的干果：莲子、花生、核桃、板栗等。

（2）生活。保证充足的睡眠，晨起时勿立即坐起；根据年龄、血压情况选择慢跑、快走、打太极拳等运动，当出现心慌气急时立即就地休息，避免竞技性力量型运动。

23

高脂血症

一、疾病简介

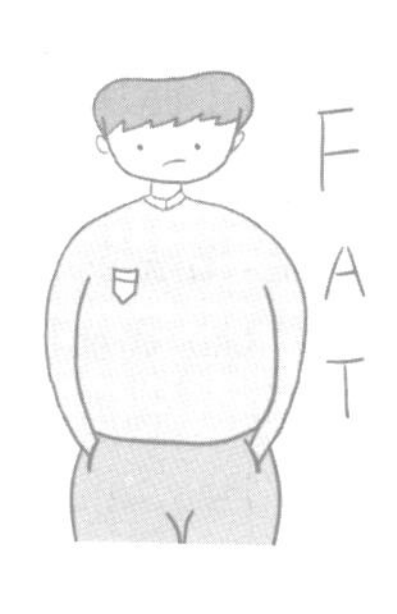

由于脂肪代谢和运转异常，而使血液内脂质水平高于正常范围称高脂血症，又称为高脂蛋白血症。通常血脂包含胆固醇、甘油三酯、类脂。血脂异常以及与其他心血管风险因素相互作用导致动脉粥样硬化，增加心脑血管疾病的发病率和病死率。防治血脂异常对提高生命质量、延长寿命具有重要意义。

二、病因

(1) 原发性高脂血症。一般是因为遗传因素所致。

(2) 继发性高脂血症。糖尿病、甲状腺功能减退、肾病综合征、肾移植、胆道阻塞等。

(3) 不良饮食习惯。暴饮暴食、嗜酒、偏食、饮食不规律等

(4) 长期服用某种药物导致的高脂血症。避孕药、激素类药物等。

(5) 精神因素。长期精神紧张，导致内分泌

代谢紊乱，天长日久形成高脂血症。

三、常见症状

(1) 多数患者无明显的症状和体征，常在体检时发现。

(2) 黄色瘤。最常见的是眼睑周围扁平黄色瘤，由于脂质局部沉积引起。

(3) 胰腺炎。部分家族性血脂异常的人群可发生，出现腹部剧烈疼痛，恶心，呕吐等症状。

(4) 高血压。常见头晕，头痛、注意力不集中。

四、预防与治疗

1. 预防

(1) 定期体检，积极配合治疗。

(2) 合理安排作息，定时进餐。

(3) 戒烟，适量饮酒，禁烈性酒。

(4) 合理饮食，不宜暴饮暴食，改变饮食结构。①食用高纤维、低脂肪、低胆固醇、低热量新鲜的植物蛋白质：大豆、花生、小麦、玉米、油菜籽、葵花籽等；②食用富含植物蛋白质的蔬菜：西兰花、豌豆、菠菜、紫甘蓝等；③适量食用具有降脂的食物：杏仁、红豆、黄豆；④减少饱和脂肪酸及胆固醇的摄入：奶油、猪油、黄油、蛋黄、动物内脏、猪皮、鸡皮等。

(5) 增加有规律的体力活动，控制体重。①保持规律的活动，每日步行 3 km 或 5 000 步以上；②根据个人情况选择有兴趣的体育活动：如打羽毛球、慢跑、骑自行车、游泳、爬山等；③坚持锻炼，每周至少5次，每次30分钟左右；④运动时脉搏不超过(170－实际年龄)次/分为宜。

(6) 有高危因素的人群应警惕。①有高脂血症家族史者；②已患有糖尿病、冠心病、体重超标的肥胖人群；③40岁以上男性或绝经期后女性。

2. 治疗

(1) 及时就医：①有腹痛、头晕头痛等并发症状时应及时就医；②定时体检，发现异常应门诊查找原因，对症处理。

(2) 遵医嘱使用降脂调脂药物。

五、护理小贴士

(1) 饮食。膳食要节制，主食多用粗粮、杂粮，少用精细食品，副食可食用豆制品，适当鱼类、瘦肉等；饮食宜清淡，每天6～8 g食盐；多食蔬菜瓜果，每天1 kg左右；烹调要用植物油。

(2) 生活。戒烟，少饮酒。适量饮酒可使血清中高密度脂蛋白明显增高，低密度脂蛋白降低，适量饮酒可使冠心病的患病率下降。加强体力活动和体育锻炼，增强机体代谢。避免情绪过分紧张、过度兴奋，可以引起血中胆固醇及甘油三酯含量增高。

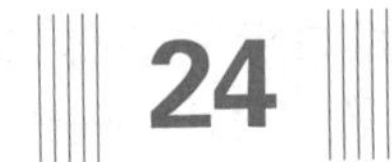

冠心病

一、疾病简介

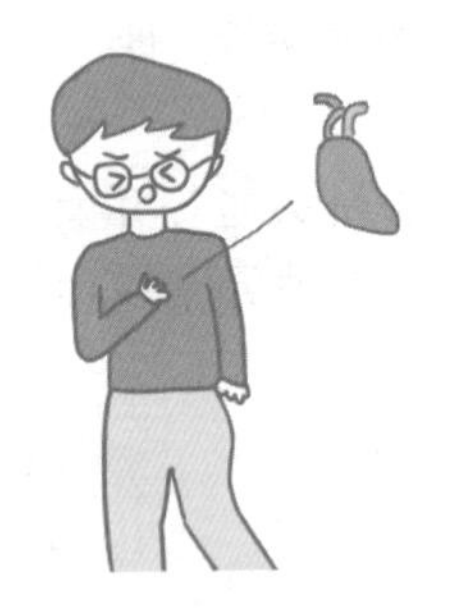

冠心病是冠状动脉粥样硬化性心脏病的简称。心脏大部分的血液供应来自于冠状动脉，由于脂质代谢异常，血液中的脂质沉着在原本光滑的动脉内膜上，使管腔发生堵塞及冠状动脉功能性的改变，导致心肌缺血、缺氧而引起的心脏病，亦称为缺血性心脏病。冠心病由于发病率高，病死率高，严重危害着人类的身体健康，从而称为“人类的第一杀手”。

二、病因

(1) 疾病相关。高血压，血脂异常(总胆固醇过高或低密度脂蛋白胆固醇过高、甘油三酯过高、高密度脂蛋白胆固醇过低)、超重/肥胖、高血糖/糖尿病。

(2) 不良生活方式。吸烟、不合理膳食(高脂肪、高胆固醇、高热量等)、缺少体力活动、过量饮酒。

(3) 社会心理因素。

（4）不可改变的危险因素。性别、年龄、家族史。

（5）感染。如巨细胞病毒、肺炎衣原体、幽门螺杆菌等。

三、常见症状

（1）心绞痛。外出工作时、饱餐、寒冷时发生心慌、气短、疲劳和呼吸困难感。

（2）心绞痛的特征。①疼痛部位：胸骨后。②疼痛放射：向下颌、左上肢、左肩。③疼痛性质：压榨性，烧灼样。④疼痛持续时间：1～5分钟，不超过15分钟。⑤诱因：劳累、寒冷或饱餐。⑥疼痛缓解方式：休息、舌下含化硝酸酯类。

（3）熟睡或噩梦过程中突然惊醒。

（4）用力排便时出现心慌、胸闷、气急或胸痛不适等。

（5）反复出现脉搏不齐，过速或过缓。

四、预防与治疗

1. 预防

（1）生活要有规律，避免精神过度紧张和情绪波动。

（2）少吃动物脂肪和胆固醇含量高的食物，如蛋黄、鱼子、动物内脏等，多吃鱼、蔬菜、水果，豆类及其制品。

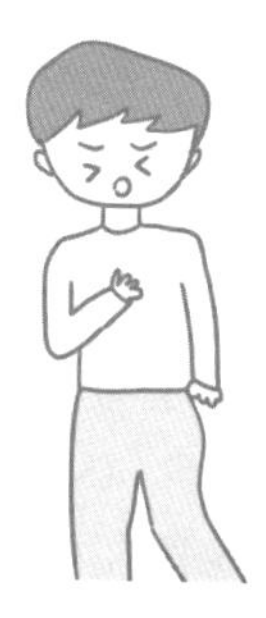

（3）糖类食品应适当控制，限

制食盐，每日 5 g 以下。

(4) 参加适当的体力劳动和体育活动，如散步、打太极拳、做广播操等。肥胖者要逐步减轻体重。

(5) 不吸烟，不酗酒。

(6) 有冠心病者常备缓解心绞痛的药物，如硝酸甘油片以便应急服用。

2. *治疗*

(1) 出现疼痛后立即休息，及时前往心内科治疗。

(2) 持续疼痛或服药不能缓解，应立即送医院急诊。

(3) 积极治疗高血压、糖尿病、高脂血症等与冠心病有关的疾病。

五、护理小贴士

(1) 饮食。控制总热量，维持正常体重，多食粗粮；限制脂肪，特别是动物内脏；适量的蛋白质，应选用牛奶、酸奶、鱼类和豆制品；饮食宜清淡、低盐，食盐摄入量每天控制在 3～6 g 以下；摄入充足的维生素和矿物质。

(2) 生活。戒烟，烟草中的尼古丁能刺激交感神经，使心率加快，血压上升，有时可诱发心律不齐。防治便秘，经常便秘的患者考虑使用缓泻剂，排便时用力可使胸腔内压上升引起静脉回流减少、心率加快和血压上升，进而诱发冠状动脉痉挛的可能性增加。

25

脂肪肝

一、疾病简介

随着我国生活水平提高、饮食结构变化，脂肪肝越来越受到大家的关注。脂肪肝又叫脂肪性肝病，是在多种病因的作用下（四大病因是肥胖症、慢性酒精中毒、糖尿病、高脂血症），肝细胞出现脂肪变性，脂肪在肝脏堆积过多，超过肝脏重量的 5%，或者肝活检 30%以上肝细胞有脂肪变性且弥漫分布于全肝就称为脂肪肝。

二、病因

（1）肥胖。肝内脂肪堆积的程度与体重成正比。30%～50%的肥胖症合并脂肪肝，重度肥胖者脂肪肝病变率高达 61%～94%。

（2）酒精。长期嗜酒者，每天饮酒超过 80～160 g 则酒精性脂肪肝的发生率增长 5～25 倍。

（3）快速减肥。禁食、过分节食或其他快速减轻体重的措施可引起脂肪分解短期内大量增加，消耗肝内谷胱甘肽（GSH），使肝内丙二醛和脂质过氧化物大量增加，损伤肝细胞，导致脂肪肝。

（4）营养不良。营养不良导致蛋白质缺乏是引起脂肪肝的重要原因，多见于摄食不足或消化障碍，不能合成载脂蛋白，以致甘油三酯积存肝内，形成脂肪肝。

(5) 糖尿病。糖尿病患者中约50%可发生脂肪肝，其中以成年患者为多。因为成年后患糖尿病者有50%～80%是肥胖者，其血浆胰岛素水平与血浆脂肪酸增高，脂肪肝病变既与肥胖程度有关，又与进食脂肪或糖过多有关。

(6) 药物。某些药物或化学毒物通过抑制蛋白质的合成而致脂肪肝，如四环素、肾上腺皮质激素、嘌呤霉素、环己胺、依米丁以及砷、铅、银、汞等。

(7) 妊娠。多在第一胎妊娠34～40周时发病，病情严重，预后不佳。

(8) 其他。结核、细菌性肺炎及败血症等感染时也可发生脂肪肝，病毒性肝炎患者若过分限制活动，加上摄入高糖、高热量饮食，肝细胞脂肪易堆积；接受皮质激素治疗后，脂肪肝更容易发生。

三、常见症状

(1) 早期。没有明显的临床症状。

(2) 部分人有消化系统表现。恶心、呕吐、乏力疲倦、腹胀、右上腹不适。

(3) 进一步发展，可出现黄疸、腹水、静脉曲张、下肢水肿等。

(4) 极少数人在肝硬化的基础上可并发肝癌，出现肝区疼痛、肝区包块等。

四、预防与治疗

1. 预防

（1）饮酒者戒酒。

（2）肥胖者要控制体重，逐渐减肥，忌快速减肥。

（3）坚持锻炼，改变多坐少动的不良生活方式。①采用中等量的有氧运动：散步、小跑、跳舞、网球、游泳、羽毛球、爬山等；②运动时脉搏不超过（170－实际年龄）次/分为宜。

（4）合理的膳食，改变不良的饮食结构。①避免高脂肪、高胆固醇、高热量饮食，少吃动物内脏如猪肝、猪肺、猪肾等，少吃油炸、油煎食物。禁食黄油、猪油、肥肉；禁用甜食，不吃巧克力，每天吃含糖的食品不应超过 250 g。②烹调时尽量少用油，用橄榄油、葵花籽油、豆油、芝麻油、菜籽油等植物油，忌用动物油，每天用油量不超过 10 g。多用蒸、煮、炖、汆、熬、拌等烹调方法。③适当进食一些有抗脂肪肝作用的食物：燕麦、玉米、海带、大蒜、苹果、牛奶、洋葱、甘薯、花生、山楂、胡萝卜等，这些食物有助于降低血脂和胆固醇、保持大便通畅。

（5）糖尿病患者要控制血糖。

（6）高血脂患者应合理用药降低血脂。

（7）避免接触化学毒物和使用激素。

2. 治疗

（1）查找病因，去除诱因，积极治疗基础病。

（2）饮食治疗，节制饮食。

（3）运动治疗，控制体重。

（4）心理治疗。保持良好的心态，消除恐惧心理和焦虑的情绪。

（5）药物治疗。遵医嘱予以保肝、降酶、调脂药物。

五、护理小贴士

（1）饮食。合理控制体重，减少糖类摄入，饮食中适当增加燕麦、玉米等粗杂粮食物，特别要禁食精致糖类、蜂蜜、果汁等甜食。多食蔬菜瓜果，香菇、木耳、洋葱、海带等可以有效帮助降血脂；控制动物性食物的摄入，烹饪清淡少油；避免胆固醇含量高的食物。

（2）生活。戒烟酒，多饮茶。保持规律的一日三餐，合理膳食，保持适宜的生活节奏，生活节奏太快或太慢，工作压力过大，长期处于紧张疲劳状态，都不利于脂肪肝的康复。

26

便秘

一、疾病简介

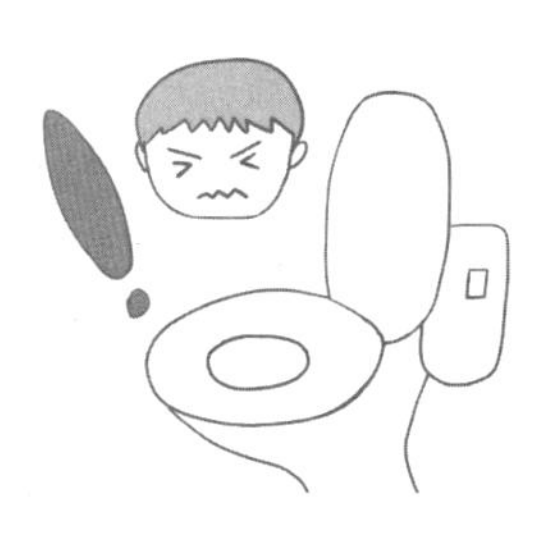

便秘是临床常见的复杂症状，而不是一种疾病，主要是指排便次数减少(1周内大便次数少于2～3次，或者2～3天才大便1次)、粪便量减少、粪便干结、排便费力等。必须结合粪便的性状、个人平时排便习惯和排便有无困难做出有无便秘的判断。如超过6个月即为慢性便秘。

二、病因

(1) 由于工作紧张、生活节奏过快、工作性质和时间变化、精神因素等干扰了正常的排便习惯。

(2) 进食量少或食物缺乏纤维素或水分不足，对结肠运动的刺激减少。

(3) 便秘后自行滥用强泻剂，易导致正常的排便反射减弱或消失。

三、常见症状

(1) 便意少，便次也少。

(2) 排便不畅、费力。

(3) 大便干结、硬便，排便不净感。

(4) 便秘伴有腹痛或腹部不适。部分患者还伴有失眠、烦躁、多梦、抑郁、焦虑等精神心理障碍。

四、预防与治疗

1. 预防

(1) 调整饮食结构。①饮食的量：足够的量可刺激肠蠕动，使粪便正常通行和排出体外。特别是早饭要吃饱，因为早餐后能引起胃结肠反射，有利排粪运动。②饮食的质：主食不要太过精细，多吃些粗粮和杂粮；多食富含纤维素的蔬菜，如韭菜、芹菜等。③足够的水分：肠道中的水分相对减少，粪便干燥导致大便秘结。足量饮水，使肠道得到充足的水分可利于肠内容物通过。建议每天至少喝 6 杯 250 ml 的水。

(2) 养成良好的排便习惯：每日定时排便，形成条件反射，建立良好的排便规律。有便意时不要忽视，及时排便。排便的环境和姿势尽量方便，免得抑制便意、破坏排便习惯。对于还没有良好排便习惯者，建议每天早晨去厕所蹲 5 分钟左右，逐渐建立正常的排便习惯。因为结肠运动有一定的规律性，早晨起床后人由平卧转变为起立，结肠会发生直立反射，推动粪便下移进入直肠，引起排便反射。

(3) 避免排便习惯受到干扰。由于精神因素、生活规律的改变、过度疲劳等未能及时排便的情况下，易引起便秘。

（4）避免滥用泻药。滥用泻药会使肠道的敏感性减弱，形成对某些泻药的依赖性，造成便秘。

（5）合理安排生活和工作，做到劳逸结合。适当的文体活动，特别是腹肌的锻炼有利于胃肠功能的改善。

2. 治疗

（1）及时治疗肛裂、肛周感染等疾病。

（2）有便秘者及时前往医院消化内科、中医科就诊，查明病因，按医嘱治疗。

五、护理小贴士

（1）饮食。食物避免过度煎炒，避免进食辛辣刺激、寒凉生冷食物。多进食蔬菜、水果，多饮水，每天清晨一杯温开水或盐开水。

（2）生活。保持情绪舒畅和居室环境舒适。平时多活动，避免久坐久卧，晚饭休息后进行有质量的行走 30～60 分钟，保持站位顺时针按摩腹部 10～20 次，然后左右转动腰骶部，上床睡觉前进行下蹲 10 次训练。

27

痔疮

一、疾病简介

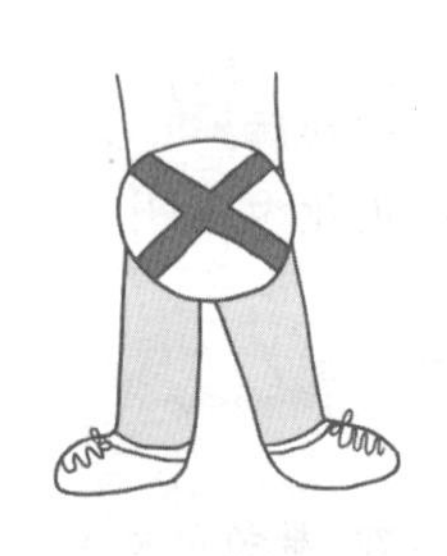

痔是人体直肠末端黏膜下和肛管皮肤下静脉丛发生扩张和屈曲所形成的柔软静脉团，是一种常见的肛肠疾病，又名痔疮、痔核、痔病、痔疾等。任何年龄都可发病，但随着年龄增长，发病率逐渐增高。肛门静脉壁因炎症侵犯后，常因便秘、排便用力过大或持续剧烈运动，引起痔下静脉破裂出血和血栓形成。

二、常见病因

（1）便秘。

（2）长期饮酒。

（3）进食大量刺激性食物。

（4）久坐久立。

三、常见症状

（1）自觉肛缘出现肿块。

（2）肛门部位剧痛，且行走不便，坐立不安。

(3) 在排便或剧烈活动后，感到肛门有突起的肿块，疼痛剧烈，活动受限，甚至坐卧不安。

(4) 便血。轻者多为大便或便纸上带血，继而滴血，重者为喷射状出血，便血数天后常可自行停止。

(5) 瘙痒。肛门周围往往有瘙痒不适，甚至出现皮肤湿疹。

四、预防与治疗

1. 预防

(1) 合理的饮食。日常饮食中应保持一定数量的“食物纤维”食品。例如，燕麦片、黑面包、蔬菜，水果和豆类。节制辛辣刺激食物或调味品，如酒、辣椒、芥末、咖喱、酒和含酒饮料。

(2) 良好排便习惯的建立。最好在每天清晨起床后或早餐后，利用“起立反射”及“胃结肠反射”引起排便。排便时不要看书，久蹲，同时要尽力缩短排便时间，特别是时间不能过长。

(3) 提肛运动。每天有意识收提肛门 1～2 次，每次约 5 分钟，有利于预防痔的发生。

(4) 适当的体育锻炼。尤其是从事久坐久立工作者应较多地参加一些体育活动，如工间操、打太极拳和气功等，它可抵消体位的不利因素。

(5) 注意肛门部清洁。每次大便后最好用温水清洗，切勿用硬纸擦拭，防止外伤，养成每次便后清洗的习惯。

2. 治疗

目前常以手术切除或手术切开剥离血栓治疗为主。针对血栓性外痔在发病短时间内，疼痛加重、肿块无缩小趋势者，应及时送至肛肠专科医院进行手术治疗。

五、护理小贴士

（1）饮食。增加膳食纤维的摄入，刺激肠管，促进胃肠蠕动，增强排便能力，如粗粮、带皮水果、新鲜蔬菜等。避免烟酒及辛辣刺激性食物，如辣椒、芥末、姜等，改善大便秘结、出血的症状，减轻炎症。多饮水，使肠道内保持充足的水分，有利粪便排出。

（2）生活。每天坚持运动。提肛运动：全身放松，将臀部及大腿用力夹紧，配合吸气，舌舔上腭，同时肛门向上提收。提肛后稍闭一下气不呼，然后配合呼气，全身放松。每天早晚2次，每次十几次。

28

风湿病

一、疾病简介

风湿病是一组侵犯关节、骨骼、肌肉、血管及有关软组织或结缔组织为主的疾病，呈急性或慢性结缔组织炎症。最常累及心脏和关节，其次是皮下、浆膜、血管和脑。临床上，除有心脏和关节症状外，常伴有发热、皮疹、皮下结节、小舞蹈病等症状和体征。

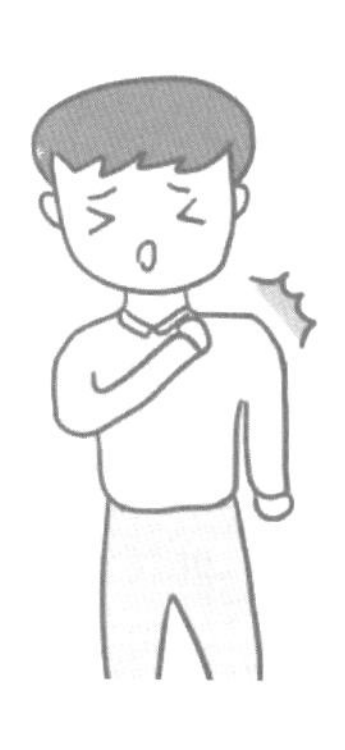

二、病因

(1) 免疫反应。大部分风湿性疾病，或由于感染产生的外源性抗原物质，或由于体内产生的内源性抗原物质，可以启动或加剧自身免疫反应。

(2) 遗传因素。近年来的研究证明一些风湿性疾病，特别是结缔组织病，遗传及患者的易感性和疾病的表达密切相关。

(3) 感染因素。

(4) 内分泌因子。雌激素和孕激素的失调、与多种风湿病的发生有关。

(5) 环境与物理因素。如紫外线可以诱发系统性红斑狼疮(systemic lupus erythematosus，SLE)。

(6) 其他。一些药品如普鲁卡因胺，一些口服避孕药可以诱发SLE和ANCA阳性小血管炎。

三、常见症状

(1) 关节疼痛、肿胀，乏力。

(2) 晨僵。晨起时，关节出现较长时间(数小时)僵硬，如胶黏着的感觉，在适当的活动后逐渐减轻。

(3) 关节畸形和功能障碍。

四、预防与治疗

1. 预防

(1) 户外执勤时一般要站立时应尽量挺胸、收腹，避免懒散松弛的驼背姿态。

(2) 外出注意防寒保暖，居住的房屋最好向阳、通风、干燥。

(3) 出汗较多时，须用干毛巾及时擦干，衣服汗湿后应及时更换，避免受风寒湿侵体。

(4) 需要长期户外工作时做好防晒的防护。

(5) 洗漱宜用温水，睡前洗脚，促使下肢血流通畅、消肿痛、除风湿。

(6) 坚持体育锻炼以增强体质，提高抗病能力。

2. 治疗

(1) 有明显的关节红、肿、热、痛者，要立即去医院内分泌科就诊,卧床休息2～3周。

(2) 积极配合医嘱治疗,坚持进行关节功能锻炼。

五、护理小贴士

(1) 饮食。摄入高维生素、优质蛋白、清淡的平衡膳食,禁忌暴饮暴食,避免进食刺激性强的食物,禁烟酒。狼疮患者尽可能少食含补骨脂素的芹菜、无花果,少吃新鲜蘑菇、烟熏食物和豆荚等。痛风患者注意不吃动物内脏、海鲜等嘌呤含量高的食物。

(2) 生活。保持精神愉快,树立对生活的信心,心胸开阔,忌情绪大起大落和多愁善感。劳逸结合,保证晚上睡眠,最好中午午休。可进行适当的运动,如散步、慢跑和打太极拳,以不感到劳累为限,防止摔倒。此外,注意个人卫生,勤漱口、清洁外阴、换内裤,少到人群密集的地方,居家通风。避免感冒、呼吸道及肠道感染,出现发热及时就诊。

缺铁性贫血

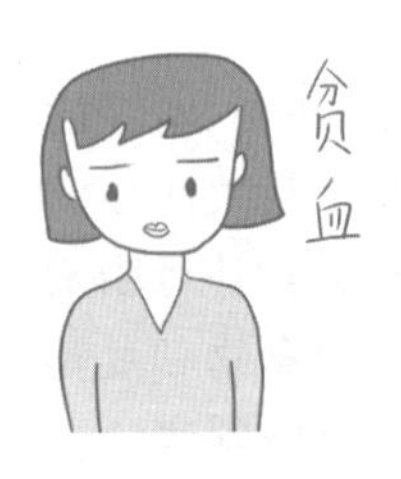

一、疾病简介

缺铁性贫血(iron deficiency anemia, IDA)是体内储存铁缺乏,导致血红蛋白合成减少而引起的一种小细胞低色素性贫血,是各类贫血中最常见的一种,主要见于生长发育期的儿童和育龄妇女。

二、常见病因

(1) 需铁量增加而铁摄入不足。多见于婴幼儿、青少年、妊娠和哺乳期妇女。婴幼儿需铁量较加,若不补充蛋类、肉类等含铁量较高的辅食,易造成缺铁。青少年偏食易缺铁。女性月经增多、妊娠或哺乳,需铁量增加,若不补充高铁食物,易造成 IDA。

(2) 铁吸收障碍。常见于胃大部切除术后,胃酸分泌不足且食物快速进入空肠,绕过铁的主要吸收部位(十二指肠),使铁吸收减少。长期不明原因腹泻、慢性肠炎、克罗恩病等造成的胃肠道功能紊乱也可因铁吸收障碍而发生 IDA。

(3) 铁丢失过多。慢性长期铁丢失而得不到纠正则造成 IDA。如慢性胃肠道失血、月经量过多、咯血和肺泡出血、血红蛋白尿等。

三、常见症状

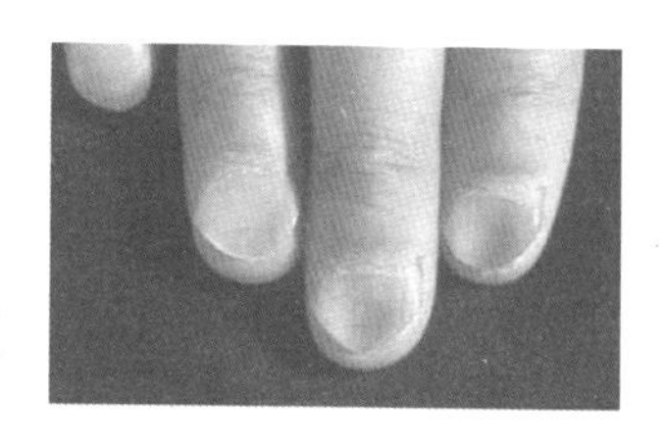

(1) 缺铁原发病表现。如妇女月经量多，消化道溃疡、肿瘤、痔疮导致的黑便、血便、腹部不适，肠道寄生虫感染导致的腹痛、大便性状改变，肿瘤性疾病的消瘦，血红蛋白尿等。

(2) 贫血表现。乏力、易倦、头晕、头痛、眼花、耳鸣、心悸、气短、食欲缺乏、苍白、心率增快。

(3) 组织缺铁表现。精神行为异常，如烦躁、易怒、注意力不集中、异食癖；体力、耐力下降；易感染；儿童生长发育迟缓、智力低下；口腔炎、舌炎、舌乳头萎缩、口角皲裂、吞咽困难；毛发干枯、脱落；皮肤干燥、皱缩；指(趾)甲缺乏光泽、脆薄易裂，重者指(趾)甲变平，甚至凹下呈勺状(反甲)。

四、预防与治疗

1. 预防

(1) 妈妈在孕期、哺乳期要均衡营养，多吃含铁高的食物，如动物肝脏、瘦肉、鸡蛋等，经常定期检查血红蛋白，妈妈孕期发现贫血要及时治疗，以免宝宝因为先天性储铁不足而引起贫血。

(2) 婴儿出生 4 个月左右，不管是母乳喂养，还是人工喂养都应该逐步添加蛋黄、肝泥、鱼泥、菜泥及铁强化食品。在给宝宝吃含铁食物的同时,最好也补充富含维生素 C、果胶的水果,提高铁的吸收率。

(3) 尽可能使用铁锅、铁铲给宝宝烹制食物,铁质炊具在烹饪时会产生细小的铁屑溶于食物当中,形成可溶性铁盐,容易被肠胃吸收。

(4) 多给宝宝吃含铁丰富的食物,及时通过食物来补铁。食物中的肝、肾、豆类、蛋黄、绿菜叶、水果、海带含铁量比较多,可以在日常饮食中多给宝宝食用。

(5) 早产儿、低体重儿、双胞胎、多胞胎在出生后 2 个月就应该在医生的指导下服用铁剂,以防贫血。其他宝宝如果要补充铁剂一定要在医生的指导下服用。

2. 治疗

(1) 病因治疗。婴幼儿、青少年和妊娠妇女营养不足引起的 IDA,应改善饮食。月经多引起的 IDA 应调理月经等。

(2) 补铁治疗。首选口服铁剂,如硫酸亚铁或右旋糖酐铁。餐后服用胃肠道反应小且易耐受。进食谷类、乳类和茶抑制铁剂吸收,鱼、肉类、维生素 C 可加强铁剂吸收。铁剂治疗应在血红蛋白恢复正常后持续 2～3 个月,待铁蛋白正常后停药。若口服铁剂不能耐受或铁吸收异常,可用铁剂肌内注射。

五、护理小贴士

1. 药物

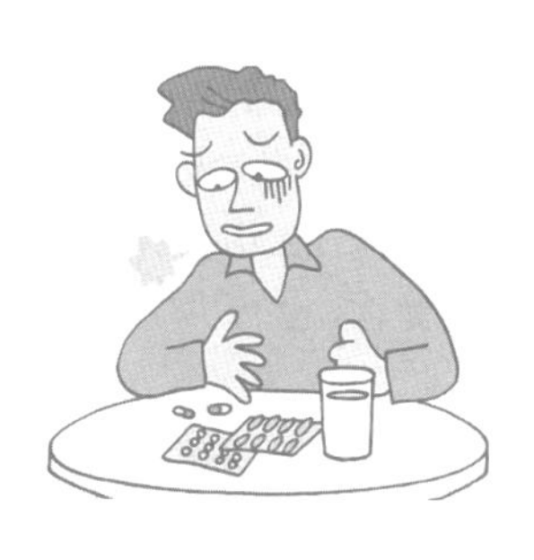

（1）服用铁剂会有恶心、呕吐、胃部不适和排黑便等胃肠道反应。饭后或餐中服用，反应强烈者应减少剂量或从小剂量开始。

（2）避免与茶、牛奶、咖啡同服，避免同时服用抗酸要以及 H_2 受体拮抗剂，可服用维生素 C、乳酸或稀盐酸等酸性药物或事物促进铁的吸收。

（3）口服液体铁剂时使用吸管，以免染黑牙齿。

（4）服用铁剂期间，粪便会变成黑色，这是由于肠内硫化氢作用生成黑色的硫化铁所致，不用担心。

（5）按剂量按疗程，定期复查，以保证缺铁性贫血的有效治疗。

2. 饮食

（1）养成良好的饮食习惯，保持均衡饮食，不偏食不挑食，定时定量，细嚼慢咽，避免食用刺激性强的事物。

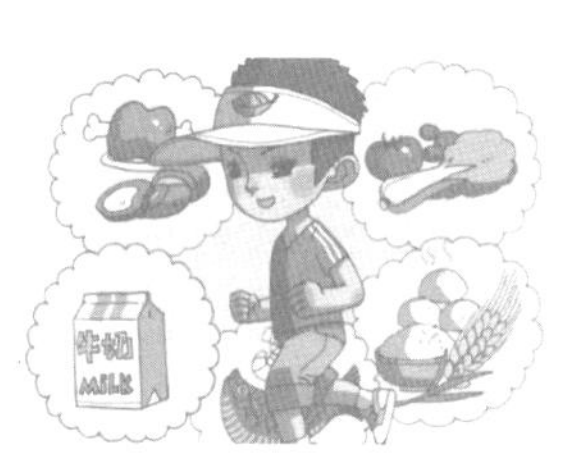

（2）挑选含铁丰富且吸收率高的食物例如猪肝、鸡鸭蛋汤、

瘦肉、鱼虾、海带、黑木耳等。

(3) 避免影响铁吸收的不合理的饮食结构和搭配,如食物中蔬菜类过多而肉、蛋类不足,富含铁的食物与牛奶、浓茶、咖啡同服等。

(4) 在均衡饮食的同时,多食富含维生素C的食物,也可加服维生素C,以增加食物铁的吸收。

(5) 保持住房环境温暖、舒适、阳光充足、通风良好。

(6) 合理安排作息,保证充足的睡眠。

30

睡眠障碍

一、疾病简介

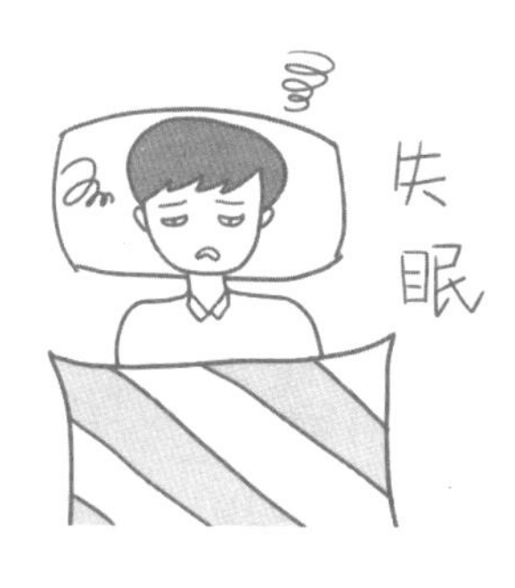

睡眠障碍指睡眠量不正常以及睡眠中出现异常行为的表现，也是睡眠和觉醒正常节律性交替紊乱的表现。可由多种因素引起，常与躯体疾病有关，包括睡眠失调和异态睡眠。

二、常见病因

研究发现脑干尾端与睡眠有非常重要的关系，通常认为是睡眠中枢之所在。此部位各种刺激性病变引起过度睡眠，而破坏性病变引起睡眠减少。另外还发现睡眠时有中枢神经介质的参与，也可导致睡眠障碍。

三、常见症状

（1）睡眠量的不正常。可包括两类：①睡眠量过度增多，表现为经常出现短时间（不到 15 分钟）不可抗拒性的睡眠发作，往往伴有摔倒、睡眠瘫痪和入睡前幻觉等症状；②睡眠量不足的失眠，整夜睡眠时间少于 5 小时，表现为入睡困难、浅睡、易醒或早醒等。

（2）睡眠中的发作性异常。指在睡眠中出现一些异常行为，如梦游症、梦呓、夜惊、梦魇、磨牙、不自主笑、肌肉或肢体不自主跳动等。这些发作性异常行为不是出现在整夜睡眠中，而多是发生在一定的睡眠时期。

四、预防与治疗

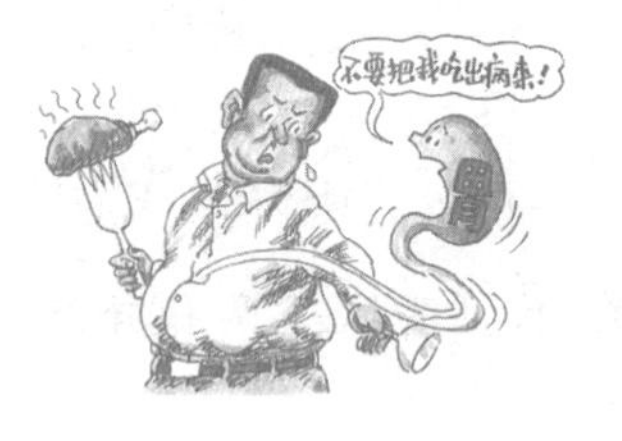

1. 预防

（1）保持居室空气清新、阳光充足、通气良好。减少噪声和光线的妨碍有助于入睡。

（2）进食营养丰富的食物。睡前不要吃过于油腻难以消化的食物，不宜吃含咖啡因等容易使大脑兴奋的食物。

（3）解除长期的思想矛盾及过重的精神负担，避免脑力劳动过度，注意劳逸结合。保持情绪稳定和心态平和，避免不良心理，如过度喜悦、愤怒、恐惧、悲伤等。

2. 治疗

中医学关于睡眠障碍的辨证论治颇为丰富，包括以下几种。

（1）五脏论治。提倡“五脏皆有不寐”的整体观，从肝论治，兼顾他脏，辨证加减的证治体系，并由此分脏制定了失眠症证治方案。

(2) 精神情志论治。选用清热泻火、疏肝降逆法,滋阴清热、理气解郁法,清心宁神、调和肝脾法等治之。

(3) 昼夜节律论治。“因时制宜”治疗失眠。

(4) 心肾相交论治。将失眠分为5型。肝气郁结型、肾精不足型、心火旺盛型、经脉瘀阻型、痰湿阻滞型。

(5) 肝脾论治。在辨证论治的基础上,注重调理肝脾。

五、护理小贴士

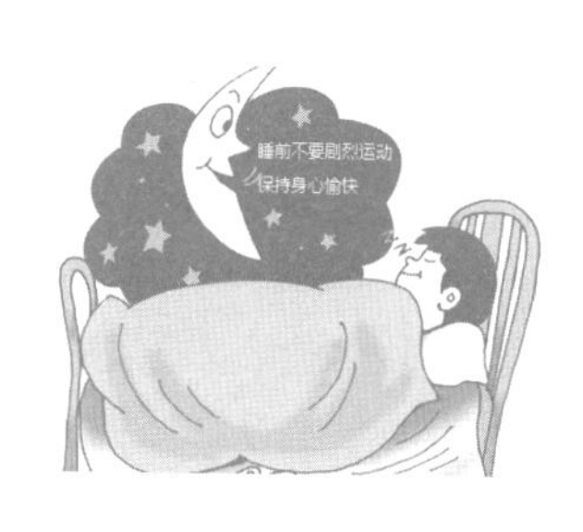

(1) 保持居室安静轻松的气氛,保持身心愉快,避免精神刺激。建立健康的生活方式,合理安排休息和娱乐活动,保证充分的休息。

(2) 睡前喝一杯牛奶,同时可以考虑使用香薰精油,双管齐下。睡前不要食用太多不易消化、太过油腻的食物。

(3) 睡觉半小时洗个热水澡,同时播放一些轻柔,愉悦的曲目,让心情更加的舒畅,有利于睡眠。睡前不要剧烈运动,以免神经兴奋,难以入睡。但可以在床上做几分钟轻柔的睡眠操,既能健身又能帮助睡眠。

(4) 房间里不要放带香味的刺激性物体,如香水、花卉等。避免刺激鼻子，导致神经兴奋而没有睡意。

(5) 睡觉时，选择一个理想的枕头，舒适的枕头是非常合乎人体结构、符合科学的，如树脂枕头、记忆棉枕头等，不但透气性好，还能防止落枕。选择一件贴身舒适宽松的睡衣，最好买全棉的，没有约束感，也有助于改善你的睡眠质量。

(6) 尽量避免服用安眠药，防止产生依赖性。

31

肾结石

一、疾病简介

肾结石(renal calculi)是一些晶体物质(如钙、草酸、尿酸、胱氨酸等)和有机基质(如基质A、酸性黏多糖等)在肾脏的异常聚积所致，为泌尿系统的常见病、多发病，男性发病多于女性，多发生于青壮年，左右侧的发病率无明显差异，90%含有钙，其中草酸钙结石最常见。

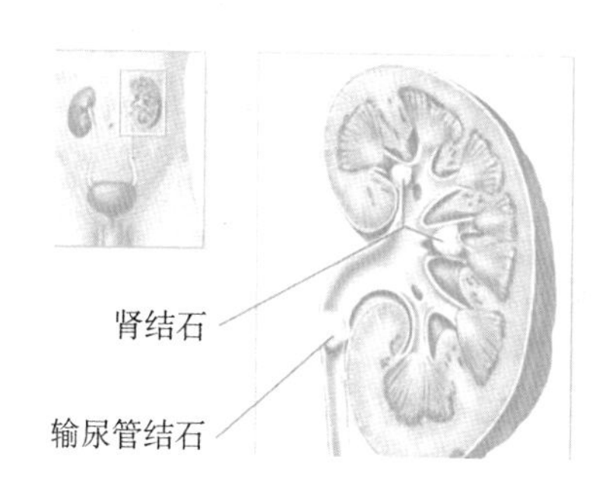

二、常见病因

司乘人员长期在路途上，消耗机体内大量水分，若同时饮水较少，便容易导致尿中晶体浓度升高或溶解度降低，呈过饱和状态，析出结晶并在局部生长、聚积，最终形成结石。影响结石形成的因素很多，年龄、性别、种族、遗传、环境因素、饮食习惯和职业与结石的形成相关。机体的代谢异常(如甲状旁腺功能亢进、皮质醇增多症、高血糖)、长期卧床、营养缺乏(维生素 B_6 缺乏、缺镁饮食)、尿路的梗阻、感染、异物和药物的使用是结石形成的常见病因。

三、常见症状

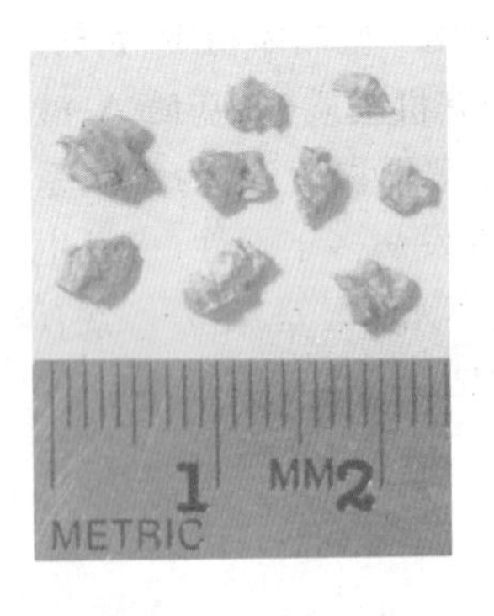

肾结石的症状取决于结石的大小、形状、所在部位和有无感染、梗阻等并发症。患者大多没有症状,肾结石滑落导致输尿管梗阻时可引起腰腹部绞痛、恶心、呕吐、烦躁不安、腹胀、血尿等常见症状。如果合并尿路感染,也可出现畏寒发热等现象。

四、预防与治疗

1. 预防

(1) 保持住房环境清洁、舒适,定期消毒。合理安排作息,保证充足的睡眠,保持适量运动。

(2) 合理饮食,控制钙的摄入量,注意富含维生素 A 的食物。多饮水增加尿量,不要憋尿,应保持每天尿量在 2 000～3 000 ml,有助于细菌、致癌物质和易结石物质快速排出体外,减轻肾脏和膀胱受害的机会。少喝啤酒,酿啤酒的麦芽汁中含有钙、草酸、鸟苷酸等酸性物质，相互所用使人体内尿酸增加，是发生肾结石的重要诱因。

(3) 控制肉类和动物内脏的摄入量，避免尿酸产生增多，日常饮食应以素食为主，多食含纤维素丰富的食品。少吃食盐，慎食富含草酸的菠菜等食物及牛奶，减少结石形成。

2. 治疗

首先应大量饮水利于结石排出，同时调整饮食，去除诱因，应用解痉药止痛，使用抗生素控制感染以及应用羟基苄胺等消除血尿。必要时行造瘘，保证尿液引流通畅，控制感染，防止肾功能损害。同时积极寻找病因，按照不同成分和病因制订治疗和预防方案，从根本上解决问题，尽量防止结石复发。

五、护理小贴士

1. 饮食护理

(1) 大量饮水，利于尿石的排出。含钙结石者应合理摄入钙量，适当减少牛奶制品、豆制品、巧克力、坚果等含钙量高的食物。草酸盐结石者应限制浓茶、菠菜、番茄、芦笋、花生等食物。

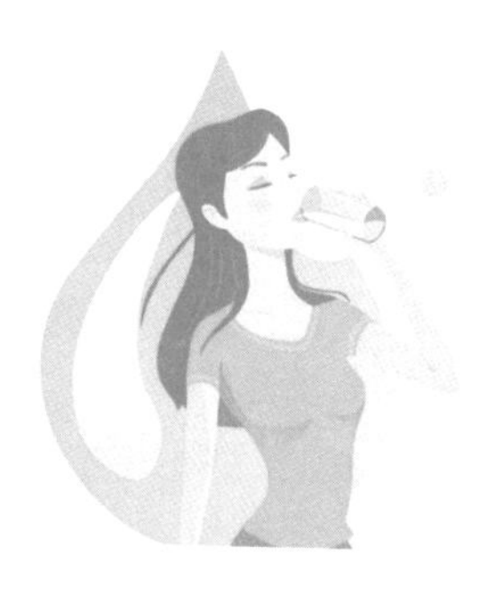

(2) 尿酸结石者不宜食用含嘌呤高的食物，如动物内脏、豆制品、啤酒。低盐饮食，控

制钠摄入。高尿酸者要吃低嘌呤饮食，避免吃动物内脏，少食鱼和咖啡等。避免摄入大量动物蛋白、精制糖和动物脂肪。

2. 肾造瘘管的护理指导

（1）翻身、活动时勿牵拉造瘘管，以防脱出。保持引流管通畅，勿压迫、折叠管道。若发现造瘘管堵塞，挤捏无效，应立即就医。

（2）观察引流液的量、颜色和性状，并做好记录。拔管后3～4天内，应每2～4小时排尿一次，以免膀胱过度充盈。定期复查有无结石复发。若出现腰痛、血尿等症状，及时就诊。

（3）注意情绪调节，学会倾诉，保持心情愉悦。

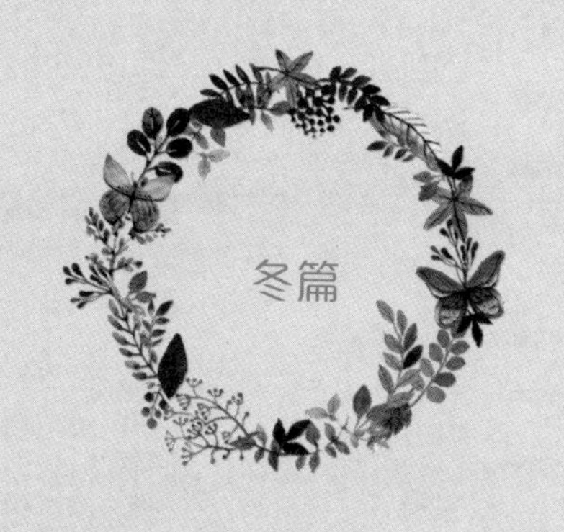

小至

天时人事日相催　冬至阳生春又来

刺绣五纹添弱线　吹葭六管动浮灰

岸容待腊将舒柳　山意冲寒欲放梅

云物不殊乡国异　教儿且覆掌中杯

——杜甫

32

肩周炎

一、疾病简介

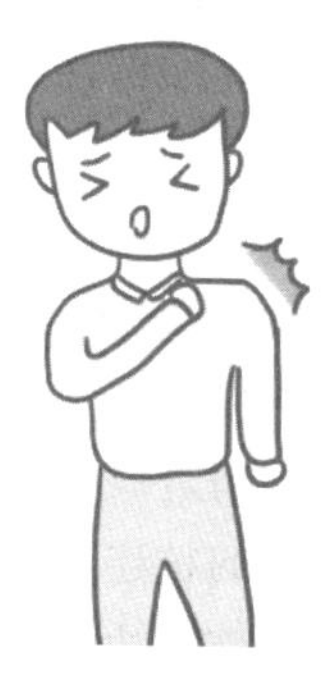

肩周炎又称肩关节周围炎，俗称凝肩、五十肩。肩周炎是以肩关节疼痛和活动不便为主要症状的常见病症。本病的好发年龄在50岁左右，女性发病率略高于男性，多见于体力劳动者。如得不到有效的治疗，有可能严重影响肩关节的功能活动。肩关节可有广泛压痛，并向颈部及肘部放射，还可出现不同程度的三角肌萎缩。

二、病因

1. 肩部原因

主要原因包括①软组织退行病变，对各种外力的承受能力减弱；②长期过度活动，姿势不良等所产生的慢性致伤力；③上肢外伤后肩部固定过久，肩周组织继发萎缩、粘连；④肩部急性挫伤、牵拉伤后因治疗不当等。

2. 肩外因素

颈椎病，心、肺、胆道疾病发生的肩部牵涉痛，因基础病长期不愈使肩部肌肉持续性痉挛、缺血而形成炎性病灶，转变为真正的肩周炎。

三、早期症状

(1) 肩部疼痛。起初肩部呈阵发性疼痛，多数为慢性发作，以后疼痛逐渐加剧或钝痛，或呈刀割样痛，且呈持续性，气候变化或劳累后常使疼痛加重，疼痛可向颈项及上肢(特别是肘部)扩散，当肩部偶然受到碰撞或牵拉时，常可引起撕裂样剧痛，肩痛昼轻夜重。

(2) 肩关节活动受限。肩关节向各方向活动均可受限，以外展、上举、内旋外旋更为明显，随着病情进展，由于长期废用引起关节囊及肩周软组织的粘连，肌力逐渐下降，肩关节各方向的主动和被动活动均受限。

(3) 怕冷。患者肩怕冷，不少患者终年用棉垫包肩，即使在暑天，肩部也不敢吹风。

(4) 压痛。多数患者在肩关节周围可触到明显的压痛点，压痛点多在肱二头肌长头肌腱沟处、肩峰下滑囊、喙突、冈上肌附着点等处。

(5) 肌肉痉挛与萎缩。三角肌、冈上肌等肩周围肌肉早期可出现痉挛，晚期可发生失用性肌萎缩，出现肩峰突起，上举不便，后伸不能等典型症状，此时疼痛症状反而减轻。

四、预防与治疗

(1) 肩周炎以保守治疗为主。口服消炎镇痛药，物理治疗，痛点局部封闭，按摩推拿、自我按摩等综合疗法。

（2）关节功能练习。包括主动与被动外展、旋转、伸屈及环转运动。

（3）自我按摩法：①用健侧的拇指或手掌自上而下按揉患侧肩关节的前部及外侧，时间1～2分钟，在局部痛点处可以用拇指点按片刻。②用健侧手的第2～4指的指腹按揉肩关节后部的各个部位，时间1～2分钟，按揉过程中发现有局部痛点亦可用手指点按片刻。③用健侧拇指及其余手指的联合动作揉捏患侧上肢的上臂肌肉，由下至上揉捏至肩部，时间1～2分钟。④在患肩外展等功能位置的情况下，用上述方法进行按摩，一边按摩一边进行肩关节各方向的活动。⑤最后用手掌自上而下地掌揉1～2分钟，对于肩后部按摩不到的部位，可用拍打法进行治疗。自我按摩可每日进行1次，坚持1～2个月，效果较好。

五、护理小贴士

（1）饮食。饮食忌肥腻，如肥肉、奶油、油炸食品；忌用铁锅烧饭；忌吃海鲜，因海带、海参、海鱼等被身体吸收后，能在关节中形成尿酸盐结晶，使关节炎的病情加重；忌饮酒及大量咖啡浓茶；忌生冷寒凉食物。

（2）生活。保持心情舒畅，生活规律，保持正确的工作体位，注意肩部保暖，坚持肩关节功能康复训练。日常可进行梳头、爬墙锻炼、揽腰、屈肘甩手、外旋锻炼、展翅、体操练习。

33

肺炎

一、疾病简介

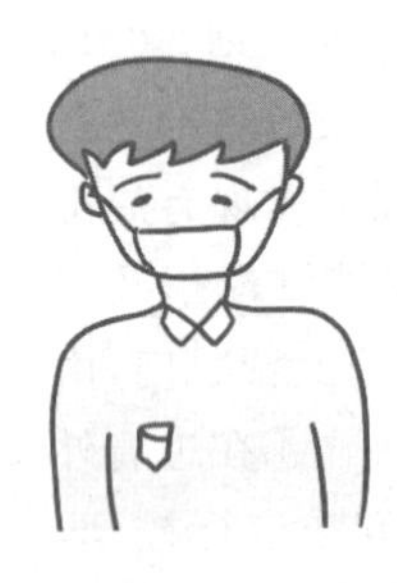

肺炎是指终末气道，肺泡和肺间质的炎症，可由疾病微生物、理化因素，免疫损伤、过敏及药物所致。细菌性肺炎是常见的肺炎，也是较常见的感染性疾病之一。

二、病因

(1) 革兰氏阴性杆菌感染较多见，多为大肠杆菌、克雷伯杆菌、铜绿假单胞菌、流感杆菌等。

(2) 呼吸道条件致病菌感染。老年人由于机体抵抗力降低，口咽部常存有真菌、厌氧菌等可引起肺炎。

(3) 混合感染。老年人由于免疫功能低下，常表现多种病原体所致的混合感染。如细菌、病毒、真菌、需氧菌、厌氧菌等。

(4) 耐药菌增多。由于抗生素的大量及广泛使用，造成致病微生物的基因发生改变而产生耐药，其中以革兰氏阴性杆菌最为突出。

三、早期症状

多数起病急骤，常有受凉淋雨、劳累、病毒感染等诱因，约 1/3 患病前有上呼吸道感染。病程 7～10 天。

（1）寒战与高热。典型病例以突然寒战起病，继之高热，体温可高达 39～40℃，呈稽留热型，常伴有头痛、全身肌肉酸痛，食欲缺乏。抗生素使用后热型可不典型，年老体弱者可仅有低热或不发热。

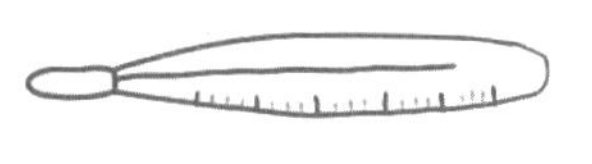

（2）咳嗽与咳痰。初期为刺激性干咳，继而咳出白色黏液痰或带血丝痰，经 1～2 天后，可咳出黏液血性痰或铁锈色痰，也可呈脓性痰，进入消散期痰量增多，痰黄而稀薄。

（3）胸痛。多有剧烈侧胸痛，常呈针刺样，随咳嗽或深呼吸而加剧，可放射至肩或腹部。如为下叶肺炎可刺激隔胸膜引起剧烈腹痛，易被误诊为急腹症。

（4）呼吸困难。由于肺实变通气不足、胸痛以及毒血症而引起呼吸困难、呼吸快而浅。病情严重时影响气体交换，使动脉血氧饱和度下降而出现发绀。

（5）其他症状。少数有恶心、呕吐、腹胀或腹泻等胃肠道症状。严重感染者可出现神志模糊、烦躁、嗜睡、昏迷等。

四、预防与治疗

1. 预防

(1) 预防上呼吸道感染。

(2) 合理的体育锻炼,增强体质,增加机体免疫力:散步、慢跑、打太极拳等。

(3) 多做深呼吸、扩胸运动锻炼肺功能。

(4) 戒烟,避免吸入刺激性粉尘及气体,外出时戴口罩。

(5) 天气变化时注意防寒保暖。

(6) 补充营养,选择高蛋白、高碳水化合物,富含维生素A、维生素E的低脂肪的食物:鲜鱼、瘦肉、牛羊肉、胡萝卜、西红柿、鸡蛋、苹果、香蕉、梨等。

2. 治疗

(1) 及时就医。有发热,明显咳嗽咳痰胸痛时应及时前往医疗机构的呼吸科就诊。

(2) 配合治疗。炎症的治疗需要患者积极配合,坚持完成治疗方案。

(3) 加强营养,增加机体抗感染能力。

(4) 戒烟限酒。

五、护理小贴士

(1) 饮食:①避免多食酸性食物。酸性食物不利于肺炎的出汗。②避免多食高蛋白的食物。蛋白质代谢的中级产物是尿素,进食过多蛋白质,排除尿素增高,增加体液丢失。③避免多食多糖食物。多糖成分在体内会抑制白细胞的杀菌作用,不利于肺炎的治疗。④避免辛辣食物。辛辣食物刺激性大,容易刺激气管黏膜,加重咳嗽、气喘、心悸等症状,导致肺炎病情的加重。⑤忌生冷产气食物,禁止吸烟。

(2) 生活:避免过度劳累,定时开窗通风,保持室内空气新鲜。加强耐寒锻炼,增强体抗力。避免淋雨、受寒,醉酒、过劳等诱因。

腰椎间盘突出症

一、疾病简介

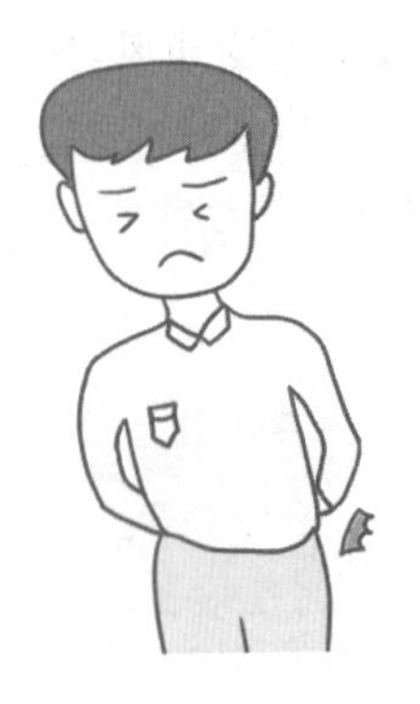

腰椎间盘突出症(lumbar disc herniation)是较为常见的疾患之一,主要是因为腰椎间盘各部分,尤其是髓核,发生不同程度的退行性改变后,在外力因素的作用下,椎间盘的纤维环破裂,髓核组织从破裂之处突出于后方或椎管内,导致相邻脊神经根遭受刺激或压迫,从而产生腰部疼痛,一侧下肢或双下肢麻木、疼痛等一系列临床症状。

二、常见病因

腰椎间盘的退行性改变是基本因素,同时由于司乘人员久站或久坐,导致长期反复的外力造成轻微损害,加重退变程度。椎间盘在成年之后逐渐缺乏血液循环,修复能力差。长期外力作用可导致椎间盘所承受压力升高,使弹性较差的髓核穿过纤维环,造成髓核突出。同时,腹压增加、腰姿不正、突然负重、妊娠、受寒和受潮等也是此病的常见诱因。

三、常见症状

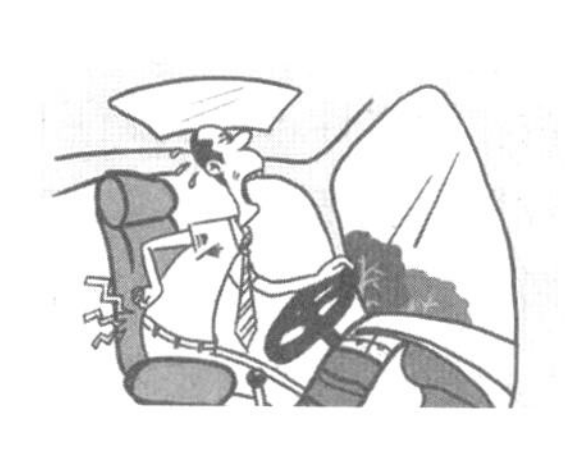

腰痛是大多数患者最先出现的症状，发生率约91%。高位腰椎间盘突出(腰2～3、腰3～4)临床少见，绝大多数患者是腰4～5、腰5～骶1间隙突出，表现为坐骨神经痛。典型坐骨神经痛是从下腰部向臀部、大腿后方、小腿外侧直到足部的放射痛，在打喷嚏和咳嗽等腹压增高的情况下疼痛会加剧。放射痛的肢体多为一侧，仅极少数中央型或中央旁型髓核突出者表现为双下肢症状。患者也可出现向正后方突出的髓核或脱垂、游离椎间盘组织压迫马尾神经，主要表现为大小便障碍，会阴和肛周感觉异常。严重者可出现大小便失控及双下肢不完全性瘫痪等症状，临床上少见。

四、预防与治疗

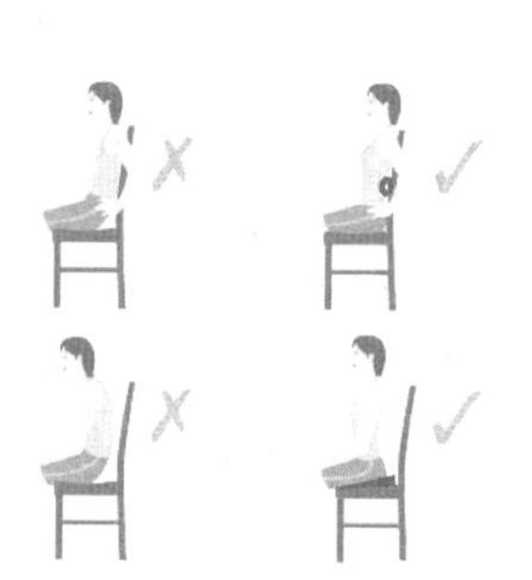

1. 预防

(1) 为减少积累伤，司乘人员工作时应保持良好的坐姿，睡眠时床不宜太软。久坐者需要注意桌、椅高度，定期改变姿势。长期弯腰的司乘人员,应定时伸腰、挺胸活动,并使用宽的腰带。

(2) 工作之余加强腰背肌训练,增加脊柱的内在稳定性,同时要注意腰背肌锻炼,以防失用性肌肉萎缩。弯腰取物时,最好采用屈髋、屈膝下蹲方式,减少对腰椎间盘后方的压力。

(3) 平时多伸伸腿、缓解双腿部位的疼痛,促进双腿部位的血液循环。对于下肢循环不畅的患者,要多多做做抬腿的运动。长期坐立的司机,可以在座位上放一个靠垫,缓解久坐带来的腰痛和尾骨疼痛。

2. 治疗

初发或病情较轻患者可以采用卧床休息、按摩、药物、牵引、推拿、针灸、封闭等保守疗法,促使突出部位回纳,改善局部血循环,增大椎间隙以减轻对神经根的压迫刺激,消除水肿、炎症,但不能彻底消除和回纳突出的椎间盘。也可通过外敷中药逐渐减轻疼痛,活血化瘀、消肿止痛,同时进行自我保健恢复锻炼,避免复发。

五、护理小贴士

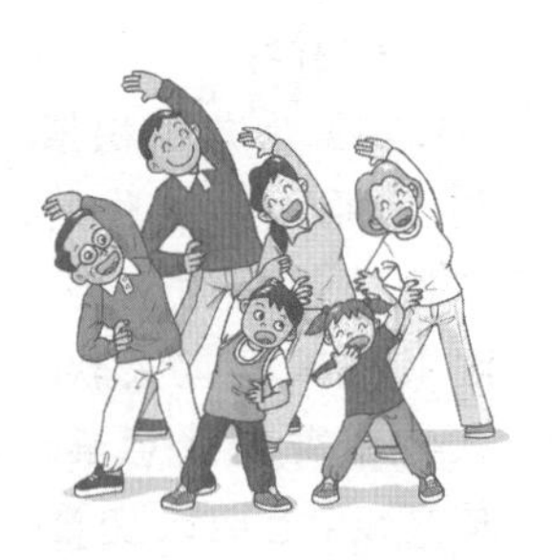

(1) 保持居室空气清新、阳光充足、通气良好。患病期遵医嘱服药治疗,按时到医院复查。正确处理疾病所致的生活压力,树立

与糖尿病做长期斗争及战胜疾病的信心。

（2）生活和工作中注意保持正确姿势，避免久坐、弯腰、闪挫、受凉，注意腰部保暖，避免睡硬板床。坚持做腰部的功能锻炼，制定锻炼计划，循序渐进避免强行活动，腰带不宜常带，防止肌肉萎缩。

（3）保持生活规律，饮食以补肾、补钙壮筋骨为原则，多吃水果、蔬菜、豆类、奶制品、瘦肉、鱼虾等。保持情绪稳定和心态平和，维持良好的心理状态。

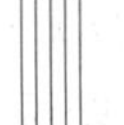

35

颈椎病

一、疾病简介

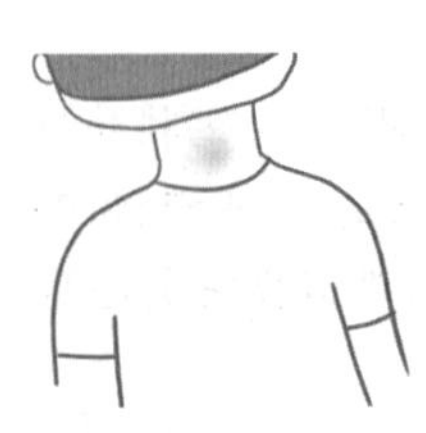

颈椎病又称颈椎综合征，是颈椎骨关节炎、增生性颈椎炎、颈神经根综合征、颈椎间盘脱出症的总称，是一种以退行性病理改变为基础的疾患。主要由于颈椎长期劳损、骨质增生，或椎间盘脱出、韧带增厚，致使颈椎脊髓、神经根或椎动脉受压，出现一系列功能障碍的临床综合征。表现为椎节失稳、松动；髓核突出或脱出；骨刺形成；韧带肥厚和继发的椎管狭窄等，刺激或压迫了邻近的神经根、脊髓、椎动脉及颈部交感神经等组织，引起一系列症状和体征。

二、常见病因

(1) 颈椎的退行性变。

(2) 发育性颈椎椎管狭窄。

(3) 慢性劳损。

(4) 颈椎的先天性畸形。

三、常见症状

颈椎病的临床症状较为复杂。主要有颈背

疼痛、上肢无力、手指发麻、下肢乏力、行走困难、头晕、恶心、呕吐，甚至视物模糊、心动过速及吞咽困难等。颈椎病的临床症状与病变部位、组织受累程度及个体差异有一定关系。

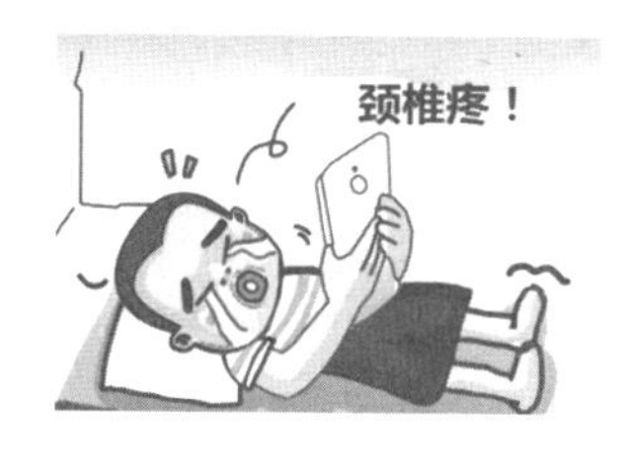

四、预防与治疗

1. 预防

（1）不可以在颈部过于劳累的状态下工作、看书、上网等。必须要有充足的睡眠。建议多做眼保健操及眼部按摩，因为眼睛劳累也会导致颈部劳累。避免长期颈部做重复的动作。

（2）防止颈椎的损伤。做好劳动、运动、演出前的准备活动，防止颈椎和其他部位的损伤。

（3）保证良好的坐姿。纠正不适当的睡势。调整合理的睡眠姿势，选用合适的枕头高低。防止颈部受风受寒。加强锻炼，增强体质。合理用膳。

2. 治疗

颈椎病的治疗方法包括药物治疗、运动疗法、牵引治疗、手法按摩推拿疗法、理疗、温热敷以及手术治疗等。

五、护理小贴士

（1）日常护理。长期伏案工作者，应定时改

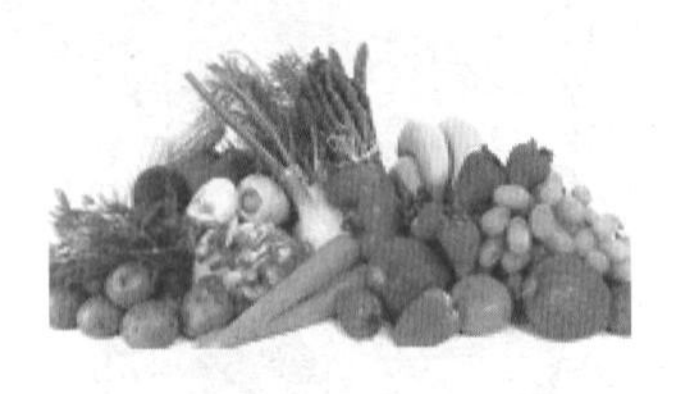

变头部体位，按时锻炼颈肩部肌肉。注意端正头、颈、肩、背的姿势，不要偏头耸肩，谈话、看书时要正面注视。要保持脊柱的正直。

(2) 饮食调理。宜多食高蛋白高钙食物，如鱼、鸡肉、鸭肉、牛奶、豆制品、虾类，另外要多吃新鲜蔬菜水果。

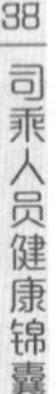

36

前列腺炎

一、疾病简介

前列腺炎(prostatitis)是指由多种复杂原因引起的,以尿道刺激症状和慢性盆腔疼痛为主要临床表现的前列腺疾病。前列腺炎是泌尿外科的常见病,在泌尿外科 50 岁以下男性患者中占首位。

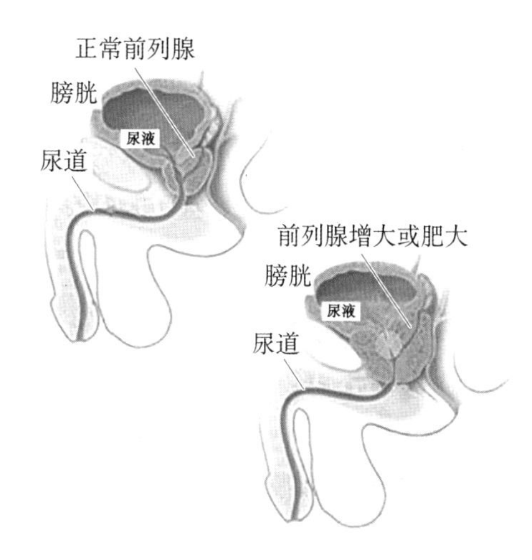

二、常见病因

Ⅰ型及Ⅱ型前列腺炎主要致病因素为病原体感染,致病菌以大肠埃希菌、克雷白杆菌、变形杆菌及铜绿假单胞菌为主，病原体随尿液侵入前列腺，导致感染。前列腺腺体较小而分泌功能较强，管道狭窄，使导管容易受压和闭塞，引起充血和分泌物淤积，为感染发生创造了条件，这也是前列腺炎复发的组织学基础。性生活过频、过度手淫、久坐、骑车、骑马、酗酒、过食辛辣、感冒受凉等都可以成为其诱发因素。

Ⅲ、Ⅳ型前列腺炎发病机制未明，有学者认为可能与病原体感染、排尿功能障碍、精神心理因素、神经内分泌因素、免疫反应异常、氧化应激学说、下尿路上皮功能障碍等有关。

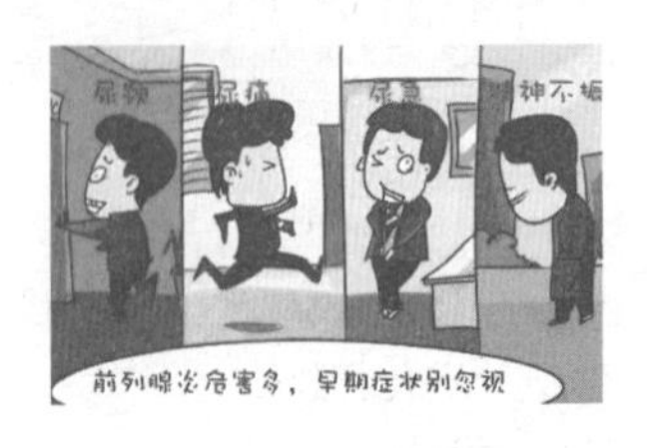

三、常见症状

Ⅰ型前列腺炎常发病突然，表现为寒战，发热、疲乏无力等全身症状，伴会阴部和耻骨上疼痛，可有尿频、尿急和直肠刺激症状，甚至急性尿潴留。Ⅱ型和Ⅲ型前列腺炎临床症状相似，多有疼痛和排尿异常等。可有包括盆骶疼痛，排尿异常和性功能障碍等前列腺炎综合征。Ⅳ型前列腺炎无临床症状，仅在有关前列腺方面的检查时发现炎症证据。

四、预防与治疗

1. 预防

（1）每天多喝水，增加排尿次数，预防前列腺炎。多吃瓜果蔬菜、粗粮，少吃辛辣、油腻食品，戒烟禁酒，保持大便畅通。

（2）合理控制性生活。由于性生活会让前列腺处于充血状态，从而增大前列腺，过于频繁的话使得前列腺没有休息的时间，从而造成炎症。但是如果过度节制性生活，会导致长时间的自动兴奋，造成前列腺被动充血，容易形成慢性前列腺炎。

（3）前列腺部位容易藏污纳垢，而且通风性差，所以要经常清洗，避免细菌感染。特别是阴囊和包皮内部，汗腺较多，伸缩性较大，要注意及时清理。

（4）寒冷会对前列腺有一定的刺激，所以应避免坐凉椅，应常洗热水澡。

（5）避免久坐导致血液循环不畅，代谢物堆积，造成前列腺管道堵塞，从而引发前列腺炎。

（6）经常锻炼身体以增强抵抗力，可以选择每天慢跑半小时，增强体质，跑步也可对前列腺起到一定的按摩功效。但应减少对前列腺有摩擦运动，如长距离骑自行车。

2. 治疗

Ⅰ～Ⅲ型患者遵医嘱应用抗生素，同时进行对症治疗和支持治疗，Ⅳ型不需要治疗。也可通过微波、射频、超短波、中波和热水坐浴等物理疗法，加强抗菌疗效和缓解疼痛症状。反复发作的慢性细菌性前列腺炎需要进行手术治疗。

五、护理小贴士

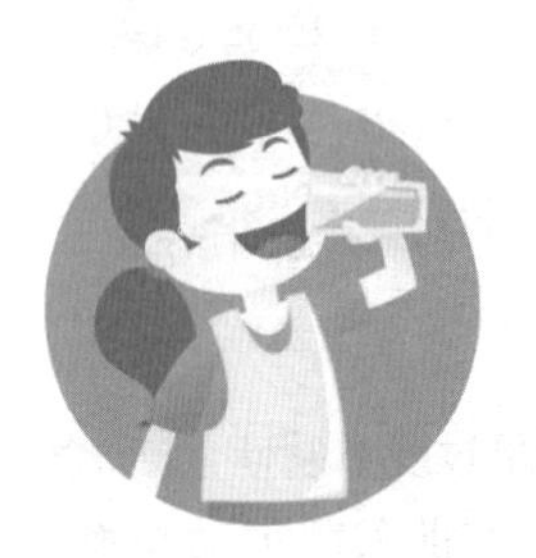

（1）保持居室空气清新、阳光充足、通气良好。建立健康的生活方式，合理安排休息和娱乐活动，保证充分的休息和睡眠。

（2）坚持遵医嘱用药治疗，不随便换药或更换治疗方法，因为症状的缓解常需一段时间，早期治疗要维持 2 周以上，某些感染要 8～12 周。如果随便换药，易致菌群失调或产生耐药，导致治疗的不彻底。

（3）保持性生活规律，避免过度节欲和不洁性生活。保持良好的心态，减轻心理压力，以免夸大症状，产生头晕、记忆力下降、焦虑、多疑、失眠等症状。

（4）多喝水，勤排尿，保持大便通畅，坚持热水坐浴或热水袋热敷会阴。忌烟酒，不吃辛辣刺激性食物。忌久坐，避免长时间骑车，坚持运动锻炼，最好是慢跑，避免剧烈运动。

37

前列腺增生

一、疾病简介

良性前列腺增生就是人们常说的前列腺肥大，前列腺增生会导致压迫膀胱颈部或尿道，引起下尿路梗阻。男性一般在40岁后开始发生前列腺增生的病理改变，50岁后出现相关临床症状，80岁以上患病者达到80％～100％。

二、病因

（1）年龄。

（2）饮水量少。

（3）不良饮食习惯，经常吸烟、酗酒、频繁的性交、劳累、喜辛辣等刺激性食物等。

（4）前列腺炎未彻底治愈，或尿道炎，膀胱炎，精阜炎等，使前列腺组织充血而增生肥大。

（5）缺乏体育锻炼，动脉易于发生粥样硬化，前列腺局部的血液循环不良。

三、早期症状

（1）尿频、尿急。尤其是夜尿次数增多。

（2）进行性排尿困难。起尿缓慢、排尿费力，尿线细小，排尿不尽等。

（3）疼痛、难以入眠、食欲缺乏、恶心、呕吐及

贫血等症状

(4) 血尿。偶有大量出血。

四、预防与治疗

1. 预防

(1) 保持清洁。男性的阴囊伸缩性大,容易藏污纳垢,局部细菌常会乘虚而入。需坚持清洗会阴部是预防前列腺炎的一个重要环节。

(2) 防止受寒秋冬季节天气寒冷,因此应该注意防寒保暖。预防感冒和上呼吸道感染的发生;不要久坐在凉石头上。

(3) 按摩保健可以在临睡以前做自我按摩,以达到保健的目的。操作如下:取仰卧位,左脚伸直,左手放在神阙穴(肚脐)上,用中指、示指、无名指三指旋转,同时再用右手三指放在会阴穴部旋转按摩,一共 100 次。完毕换手做同样动作。

(4) 建立良好的饮食习惯和性生活习惯,早晨起来空腹喝白开水,可以预防便秘。

(5) 适当增加饮水量每日饮水量不可少于 1 500 ml。

2. 治疗

(1) 轻者可以不用药物治疗,只需要在平时的生活当中进行密切的观察。

(2) 急性期给予导尿术及药物治疗。

(3) 及时到泌尿外科就诊。

五、护理小贴士

（1）饮食：①禁饮烈酒，少食辛辣肥甘之品，少饮咖啡，少食柑橘、橘汁等酸性强的食品，并少食白糖及精制面粉。②不能因尿频而减少饮水量，多饮水可稀释尿液，防止引起泌尿系感染及形成膀胱结石。饮水应以凉开水为佳，少饮浓茶。③多食新鲜水果、蔬菜、粗粮及大豆制品，多食蜂蜜以保持大便通畅，适量食用牛肉、鸡蛋。

（2）生活：保持正常的生活规律，注意休息，适当活动，增强机体抵抗力，防治感冒。观察记录排尿的次数、尿色、尿线的粗细，出现排尿费力时及时就诊。

38

神经衰弱

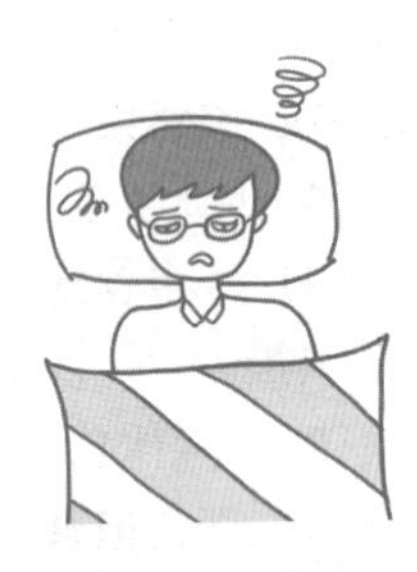

一、疾病简介

神经衰弱属于心理疾病的一种，是一类精神容易兴奋和脑力容易疲乏、常有情绪烦恼和心理生理症状的神经症性障碍。

二、病因

（1）不良的性格特征。自卑、敏感、多疑、缺乏自信心或偏于主观、急躁、好胜心切，因而易于导致对生活事件的张弛调节障碍，使大脑长期处于持续性紧张而发病。

（2）精神因素。是造成神经衰弱的主因。凡是能引起持续的紧张心情和长期的内心矛盾的一些因素，使神经活动过程强烈而持久的处于紧张状态，超过神经系统张力的耐受限度，即可发病。

三、早期症状

（1）衰弱症状。包括脑力与体力均易疲劳。表现为精神萎靡、疲乏无力、困倦思睡、头昏脑涨、注意力不集中、记忆力减退、近事遗忘、工作不持久、效率下降、但智力正常，意志薄弱，缺乏信心和勇气，容易悲观失望。

（2）情绪症状。容易波动，可因小事而烦躁、忧伤、易激惹或焦急苦恼，事后又懊丧不已。一般早晨情绪较好，晚上差。

（3）兴奋症状。精神容易兴奋可表现为回忆和联想增多，控制不信但无言语和运动增多。

（4）睡眠障碍。睡眠节律失调，夜晚入睡困难睡眠浮浅、多噩梦、易早睡、醒后感到不解乏，头脑不清醒。有时表现为日间昏昏欲睡，傍晚反而精神振作等睡眠觉醒节律变化。

（5）自主神经功能紊乱症状。①心血管系统。如心动过速、心前区疼痛、四肢发凉、皮肤划痕症、血压偏高或偏低等。②胃肠道症状。有消化不良、食欲缺乏、恶心，腹胀、便秘或腹泻等。③泌尿生殖系统症状。如尿频、遗精、阳痿、早泄、月经不调等。

四、预防与治疗

1. 治疗原则

（1）心理疗法为主。

（2）辅以药物治疗。

（3）辅以物理或其他疗法。

2. 用药原则

（1）一般以心理治疗为主，辅以药物、物理或其他疗法。

（2）心理治疗以解释支援治疗为主，并要建立好与患者的良好关系，消除患者的疑病观念，让患者理解产生神经衰弱的过程及与心理事件的关系。

(3) 药物起到镇静安神作用，帮助调整机体的生理紊乱。

(4) 可适当合并针灸、耳针静电或交流电离子到如导入等理疗。

(5) 合理安排作息制度，坚持锻炼身体，适当参加文体活动。

3. 治疗

以精神治疗为主，辅以必要的药物治疗，加强身体锻炼、调整生活规律也有重要意义。

(1) 精神治疗。在认真听取患者的陈述和详细查体之后，要在其他治疗的配合下，向患者讲解发病原因、临床特点、演变规律、防治措施，使患者认识到疾病的本质，消除对疾病的恐惧心理，主动配合医生的治疗，调整自己的生活规律、注意劳逸结合、坚持身体锻炼，增强体质和中枢神经系统功能活动的稳定性。

(2) 药物治疗。主要是对症治疗。对焦虑症状和兴奋、易激惹者可先用地西泮(安定)、阿普唑仑(佳静安定)、艾司唑仑(舒乐安定)；失眠严重者可予以氟西泮(氟安定)、劳拉西泮(氯羟安定)等催眠药；抑郁症状可选用小剂量三环类抗抑郁药。

(3) 胰岛素低血糖治疗。只适用于个别体质虚弱、焦虑不安、食欲缺乏与消瘦的患者。

五、护理小贴士

（1）饮食：①食用健脾养心、滋补肝肾的食物。如莲子、大枣、银耳、山药等。②食用蔬果汁。如菠萝苹果汁、胡萝卜汁等。③食用富含锌、铜的食物。核桃仁、蜂蜜、花生、豆类、芝麻、南瓜子等。

（2）生活：①自我调节。合理安排好工作、学习和生活的关系，做到有张有弛，劳逸结合。②改善环境，减少刺激。改善生活和工作环境，减少紧张刺激。要避免长期紧张而繁重的工作，注意劳逸结合，有张有弛。③泡热水澡。热水可消除压力和放松肌肉。当我们紧张与焦虑时，流到四肢末梢的血液减少。热水可使身体恢复血液循环，帮助身体放松。④布置舒适的睡眠环境。改善卧室的摆设，尽量使卧室舒适，无压迫感；买个舒适的床；穿宽松的睡衣；确保卧室的温度适度。⑤适量运动。定期运动改善精力，有助于对抗神经衰弱；运动能消耗一些紧张时所分泌的化学物质，还可以让肌肉放松，运动是对付压力的最好缓解剂。

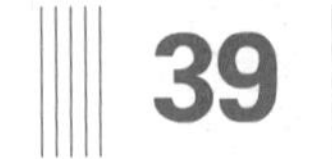

头痛

一、疾病简介

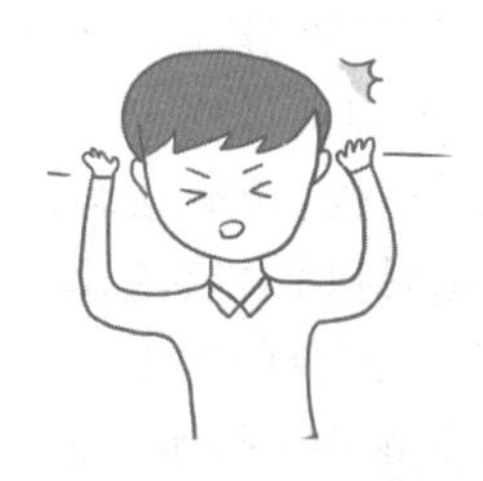

头痛（headache）是临床常见的症状，通常将局限于头颅上半部，包括眉弓、耳轮上缘和枕外隆突连线以上部位的疼痛统称头痛。

二、病因

（1）感染。颅脑感染或身体其他系统急性感染引发的发热性疾病。常引发头痛的颅脑感染如脑膜炎、脑膜脑炎、脑炎、脑脓肿、颅内寄生虫感染。急性感染如流行性感冒、肺炎等疾病。

（2）血管病变。蛛网膜下腔出血、脑出血、脑血栓形成、脑栓塞、高血压脑病、脑供血不足、脑血管畸形等。

（3）占位性病变。颅脑肿瘤、颅内转移癌、炎性脱髓鞘假瘤等引起颅内压增高引发的头痛。

（4）头面、颈部神经病变。头面部支配神经痛：如三叉神经、舌咽神经及枕神经痛。头面五官科疾患如眼、耳、鼻和牙疾病所致的头痛。颈椎病及其他颈部疾病引发头颈不疼痛。

（5）全身系统性疾病。高血压病、贫血、肺性脑病、中暑等引起头痛。

（6）颅脑外伤。如脑震荡、脑挫伤、硬膜下血肿、颅内血肿、脑外伤后遗症。

（7）毒物及药物中毒。如酒精、一氧化碳、有机磷、药物（如颠茄、水杨酸类）等中毒。

（8）内环境紊乱及精神因素。月经期及绝经期头痛。神经症躯体化障碍及癔症性头痛。

（9）其他。如偏头痛、丛集性头痛（组胺性头痛）、头痛型癫痫。

三、早期症状

（1）头痛程度有轻有重，疼痛时间有长有短。

（2）疼痛形式多种多样，常见胀痛、闷痛、撕裂样痛、电击样疼痛、针刺样痛，部分伴有血管搏动感及头部紧箍感，以及恶心、呕吐、头晕等症状。

（3）继发性头痛还可伴有其他系统性疾病症状或体征，如感染性疾病常伴有发热，血管病变常伴偏瘫、失语等神经功能缺损症状等。

（4）病情严重可使患者丧失生活和工作能力。

四、预防与治疗

（1）避免头、颈部的软组织损伤、感染。

（2）避免接触及摄入刺激性食物、避免情绪波动等。

（3）及时诊断及治疗继发头痛的原发性疾病。

（4）镇静药、抗癫痫药以及三环类抗抑郁药物对于预防偏头痛、紧张性头痛等原发性头痛发作有一定效果。

五、护理小贴士

（1）饮食。①外感、痰浊头痛：饮食宜清淡易消化，如新鲜蔬菜、水果等。②内伤虚损头痛：宜食营养丰富食物，如常吃红枣、核桃、菠菜、瘦肉、鸡蛋等补气。③忌辛、辣、烟、酒，忌刺激、生冷食物；忌火腿、干奶酪、保存过久的野味等食物；饮食不宜过量，以免损伤脾胃。

（2）生活。①生活应有规律，注意休息和睡眠，不可过劳。②注意防寒保暖，避免对流风。③调整心态，保证正常睡眠，精神放松。④头痛轻者，注意休息，勿过劳，剧烈头痛者，应卧床休息。

40

腰背痛

一、疾病简介

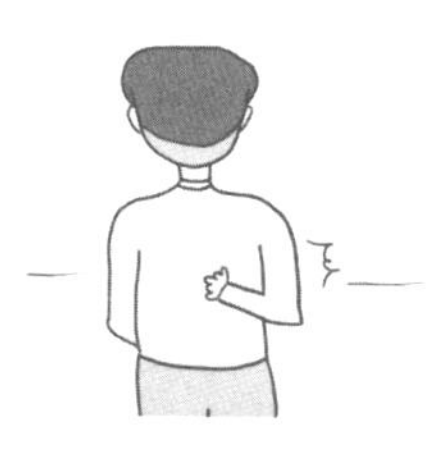

腰背痛是指腰背、腰骶和骶髂部的疼痛，有时伴有下肢感应痛或放射痛，是人类脊柱最常见的疾患。腰背部皮肤、皮下组织、肌肉、韧带、脊椎、肋骨、脊髓和脊膜之中的任何的一种组织的病变均可引起腰背痛。

二、病因

1. 常见原因

1）脊椎性腰背痛

（1）外伤性腰背痛，如椎体骨折、肌肉扭伤、椎体滑脱等。

（2）先天畸形性腰背痛，如半椎体、腰椎骶化、骶椎腰化、脊椎裂等。

（3）炎症性腰背痛，如强直性脊椎炎、结核性脊椎炎、化脓性脊椎炎、病灶性骶髂关节炎等。

（4）退行性腰背痛，如增生性脊椎炎、椎间盘突出症、椎管狭窄、腰椎后关节紊乱症等。

（5）营养代谢障碍性腰背痛，如骨质软化症、氟骨症等。

(6) 姿势不良性腰背痛。

(7) 萎缩性腰背痛。

(8) 内分泌异常性腰背痛，如骨质疏松症、原发性甲状旁腺功能亢进症等。

2) 脊椎旁软组织疾病所致的腰背痛

(1) 腰肌劳损。

(2) 腰背肌肌筋膜炎(纤维性肌炎)。

(3) 第3腰椎横突综合征。

3) 脊髓及脊神经根受刺激所致的腰背痛

(1) 脊髓压迫症，如硬膜外脓肿、椎管内肿瘤、脊髓蛛网膜炎等。

(2) 急性脊髓炎。

(3) 蛛网膜下腔出血。

(4) 腰骶神经根炎。

2. 腰背痛与职业因素的关系

(1) 与弯腰扭转的关系，如司乘人员常需抬搬重物、重复弯腰扭转。

(2) 限制性工作体位和震动，如长时间坐位工作。

(3) 其他职业因素，如单调重复工作、较少业余活动，与腰背痛有直接关系。

三、早期症状

(1) 直腿抬高试验及加强试验。患者仰卧，两腿伸直，检查者一手托踝上抬，一手同时轻按膝部保持腿伸直，引起下肢放射性疼痛为阳性，此时若再将足背伸，若疼痛加重则为加强试验阳性。

（2）仰卧挺腹试验。患者枕部以及两足为力点将腹部及臀部用力挺起，引起腰腿痛者为阳性，若为阴性可让患者挺腹同时深吸气后屏气至脸红或同时用力咳嗽，引起患肢放射性疼痛为阳性，用于检查腰椎间盘突出的患者。

（3）屈颈试验。患者平卧，四肢伸直放平，慢慢抬头屈颈，下肢放射性疼痛者为阳性。

（4）斜搬试验。患者四肢伸直平卧，检查者扶患侧膝部，使屈髋屈膝并内收髋关节，另一手扶住肩部固定上身不动，如此可使骨盆纵轴产生旋转压力，若骶髂关节有病变则可产生疼痛。

（5）“4”字试验患者仰卧。屈膝髋将足踝部放在对侧膝部，检查者一手将膝部外翻下压，另一手固定骨盆对侧，骶髂关节疼痛说明骶髂关节部有病变，若髋关节病变则出现髋关节疼痛且不能把膝部放平。

四、预防与治疗

（1）休息或活动。

（2）锻炼。

（3）物理疗法。超声疗法，穴位磁珠贴敷疗法。

（4）健康状态。很多肥胖者都会发生腰痛，在控制饮食使体重减轻后便见改善，要注意贫血和抑郁等因素的存在。

（5）特殊治疗。如对结核病、布鲁菌病、脓毒症或梅毒或肿瘤等疾病的治疗。

(6) 止痛药或抗炎药。根据腰痛性质适时选择应用。

(7) 对疼痛剧烈者。给予麻醉性止痛药。

(8) 外科手术。如切除压迫神经组织的脱出椎间盘;脊椎融合术;切除恶性或良性肿瘤。

五、护理小贴士

(1) 饮食。①低脂:采用合理的饮食,包括低脂、素食。多摄取植物性营养素不仅能协助预防血管硬化,也能促进体内钙质储存。②低盐:尽量降低食物中盐的含量,一天大约1～2 g。

(2) 生活。①保持正确的姿势。坐姿:坐有靠背的椅子、腰部经常保持直立,髋膝成90°角。②脚平放地上。站姿:眼睛向前平望、肩膀平直、腰部挺直。

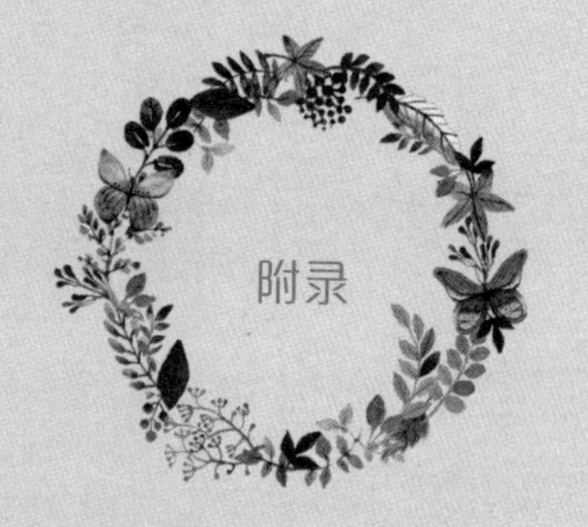

附录

大健康管理

目前，中国有了新的年龄段划分标准，45 岁以下为青年，45～59 岁为中年，60～74 为年轻的老人或老年前期，75～89 岁为老年，90 岁以上为长寿老年人。中国人的平均寿命较几十年前明显延长，但是一些慢性非传染性疾病的发病率也逐年增加，人的寿命虽然延长了，但是生活质量却呈下降趋势，尤其是进入中年以后。如何提高中国人的整体生活质量已经成为备受关注的社会问题。国家卫生健康委员会以提高全民健康水平为己任，联合各级地方政府推行了一系列健康促进活动，更进一步强调了疾病的早期预防，疾病的预防并非空喊口号，而是体现在公共健康管理和公共安全管理两大方面，其中，公共健康管理包括体检、慢性非传染性疾病的预防、灾害应对；公共安全管理包括食品安全、科学健身、用药安全和睡眠管理。以上健康目标的实现，除了依靠医务人员的辛勤劳作，还要求广大群众摒弃不健康的生活方式，“管住嘴、迈开腿、多读书、少上网”，按照专业人员和专业书籍的指导按部就班地管理自己的健康。

健康体检

健康体检是在身体健康时主动到医院或专门的体检中心对整个身体进行检查，主要目的是通过检查发现是否有潜在的疾病，以便及时采取预防和治疗措施。许多自以为健康的中年人健康情况很不乐观，50%以上的中年人不同程度地患有各种慢性非传染性疾病，如糖尿病、高血压、高血脂等。对于健康体检的频率，每个人应该根据自己的年龄、性别、职业、身体状况、家族病史等制订健康体检计划。健康状况良好的青壮年：每1～2年检查一次，检查的重点项目是心、肺、肝、胆、胃等重要器官，以及血压等。体质较差尤其是患有高血压、冠心病、糖尿病、精神疾病和肿瘤等带有遗传倾向类疾病家族史的人，至少每年检查一次。中老年群体患各种慢性非传染性疾病的概率增加，健康体检的间隔时间应缩短至半年左右。特别是步入60岁的老年人，间隔时间应在3～4个月，检查项目由医生酌情决定，但每次都应检查血压、心电图、X线胸透片和血尿便常规。鉴于糖尿病的发病率近年来显著增高，中老年人尤其是肥胖或有高血压、冠心病病史者，每次应注意检查尿糖及血糖。如果有条件，最好每次都能由固定的医生主持检查，以便全面、系统地掌握受检者的健康状况，对受检者进行保健指导。已婚妇女除进行上述检查外，还应定期（至少每年1次）检查子宫和乳腺，以便早期发现妇女多发的宫颈癌和乳腺癌。

慢性非传染性疾病的预防

常见的慢性病主要有心脑血管疾病、癌症、糖尿病、慢性呼吸系统疾病，其中心脑血管疾病包含高血压、脑卒中和冠心病。慢性病的危害主要是造成脑、心、肾等重要脏器的损害，易造成伤残，影响劳动能力和生活质量，且医疗费用极其昂贵，增加了社会和家庭的经济负担。慢性病的发病原因60%起源于个体的不健康生活方式，吸烟，过量饮酒，身体活动不足，高盐、高脂等不健康饮食是慢性病发生、发展的主要行为危险因素。除此之外，还有遗传、医疗条件、社会条件和气候等因素的共同作用。保持健康的生活方式是预防慢性非传染性疾病的关键，"合理膳食、适量运动、戒烟限酒、心理平衡"是预防慢性病的十六字箴言。"十个网球"原则颠覆了我们以往的饮食习惯，使我们的饮食更加科学、量化、易于管理，每天食用的肉类不超过1个网球的大小、每天食用的主食相当于2个网球的大小、每天食用的水果要保证3个网球的大小、每天食用的蔬菜不少于4个网球的大小。"十个网球"原则已经成为新的健康饮食标准。此外，每天还要加"四个一"，即1个鸡蛋、1斤牛奶、1小把坚果及1块扑克牌大小的豆腐。

灾害应对

由于环境污染和人类不合理的开发，自然灾害发生的频率也呈现增加的趋势，地震、海啸、台风、泥石流、恶劣天气等每天都在世界各地轮番上演。自然灾害在给人类生产、生活造成不便外，也带来一系列公共卫生问题。一些传染病经常随着自然灾害的发生伺机蔓延，在抗震救灾的同时，卫生防护工作同样作为灾害应对的重点内容。国家卫生健康委员会每年都会发布各类灾害的公共卫生防护重点。比如，台风后的灾害防病要点为：清理受损的房屋特别是处理碎片时要格外小心；在碎片上走动时，需穿结实的鞋子或靴子，以及长袖衣服，并戴上口罩和手套；被暴露的钉子、金属或玻璃划伤时，应及时就医，正确处理伤口，根据需要注射破伤风针剂；不要生吃被掩埋和洪水浸泡过的食物；不要在密闭的避难所里使用木炭生火和使用燃油发电机，以免由于空气不流通导致一氧化碳中毒。此外，国家卫生健康委员会在全国自然灾害卫生应急指南中就每一种自然灾害都提出了相对应的卫生策略，其共同点是保护水源、食品的卫生，处理好排泄物，做好自身清洁防护工作。灾害无情，每个人参与其中，学会合理应对才能将损失降至最小。

食品安全

食品安全是目前全球关注的话题，因为食品安全是人类安身立命之本，食品不安全也是各种疾病的源头。不健康的饮食不仅会带来高血压、高血脂、糖尿病、肥胖等慢性病，还可能造成一些食源性疾病，包括食物中毒、肠道传染病、人畜共患传染病、寄生虫病等。关于食品安全，国家每年都会出台若干项食品安全标准，并将食品安全上升到立法的高度，形成了《中华人民共和国食品安全法》，严格规范食品添加剂的使用和食品的生产销售流程。作为一名中国公民，我们有责任履行《食品安全法》的规定，从自身做起，不购买、销售、食用存在安全风险的食品，坚持使用有正规渠道的食品，选择绿色健康食品，并非沉迷于宣传广告所说的“有机食品”，形成正确的食品观；除此之外，我们每个人都有监督管理的权利和义务，发现市场上销售和使用安全隐患的食品后，我们可以向食品管理相关部门检举或者投诉，起到规范食品市场、服务公共食品安全的作用。

科学健身

最近两年一股健身热潮席卷全国，健身的本质是各种类型的体育锻炼，体育锻炼不仅有塑身美体的功能，最重要的是，通过体育锻炼可以达到防病治病的功效，尤其是对一些慢性非传染性疾病（高血压、高血脂、糖尿病等）的管理，也经常被用于一些疾病康复期的功能锻炼，如中风、冠心病、心衰等疾病。2018 年，国家以“健康中国行-科学健身”为主旨在多个省市举办了百余场不同主题的科学健身运动，目的是向全国人民传达正确的健身理念，促进大家形成科学的健身行为，真正起到强身健体的作用。国家卫生健康委员会推荐：每周运动不少于 3 次；进行累计至少 150 分钟中等强度的有氧运动；每周累计至少 75 分钟较大强度的有氧运动也能达到运动量；同等量的中等和较大强度有氧运动的相结合的运动也能满足日常身体活动量，每次有氧运动时间应当不少于10分钟，每周至少有2天进行所有主要肌群参与的抗阻力量练习。但是，老年人应当从事与自身体质相适应的运动，在重视有氧运动的同时，重视肌肉力量练习，适当进行平衡能力锻炼，强健肌肉、骨骼，预防跌倒。儿童和青少年每天累计至少1小时中等强度及以上的运动，培养终身运动的习惯，提高身体素质，掌握运动技能，鼓励大强度的运动；青少年应当每周参加至少3次有助于强健骨骼和肌肉的运动。此外，特殊人群（如婴幼儿、孕妇、慢病患者、残疾人等）应当在医生和运动专业人士的指导下进行运动。

用药安全

“有病乱投医，无病乱吃药”的现象可见于每个年龄段的人群中，尤其多见于老年群体。电视、电脑等各种媒体上为了经济效益鼓吹药品的功效，以保健瓶冒充药物夸大功效，甚至售卖假药，老年群体因为文化程度、理解能力或者急于求成的心理作祟，常常轻信谣言购买和使用假药。屡有新闻曝光老年人因使用广告药品而导致经济损失、身体功能受损，甚至是失去生命的案例。WHO的一项调查表明，全球每年约有三分之一的患者死于不明原因的用药。仅2012年一年，国家药品不良反应监测网络共收到不良反应报道事件120多万份，其中中老年患者占44%。随着老龄化的到来，中国老龄人口的比例逐渐增多，而如何规范老年合理用药是中国亟须攻克的重大难题。因为疾病和个体的差异,不同的药品适用于不同的疾病,在不同的个体中起作用,因此求新求贵的用药观念都是错误的,没有最好的药,只有最适合的药。用药的前提是医生对病情的整体判断,根据老年患者的需求确定或者更改用药方案,老年患者切不可根据自己的理解盲目选择或更改用药剂量。老年人用药的首要误区就是自行停药,尤其多见于高血压患者,造成的不良后果就是反跳性的血压升高,甚至脑血管的破裂。在用药原则上,专家推荐,用药种类尽量少,能用一种药物解决问题,尽量不同时使用多种;用药从小剂量开始;药物方案简单容易遵从;首选副作用小的药物。本原则适用于所有年龄段的群体。但是,专家进一步指出,用药方案每一个阶段的决策应该由专业的医生和药剂师来完成,而非用药者本人。

睡眠管理

睡眠占据人体生命周期的三分之一时间,睡眠的好坏直接关系到人体的生存质量。睡眠障碍是指睡眠量不正常以及睡眠中出现异常行为的表现,也是睡眠和觉醒正常节律性交替紊乱的表现。睡眠不好会对机体产生一系列的危害,导致各种代谢紊乱,如新陈代谢紊乱、躯体(各脏器)的提早衰竭、免疫功能下降、大脑功能减退、内分泌功能紊乱等。长期睡眠不好还会影响心理健康，进一步使机体不能有效地抵抗和战胜疾病尤其要关注老人和儿童的睡眠质量。除了药物的治疗，睡眠质量的提高可以通过生活方式的改善来实现。关于睡眠管理，2017 年世界睡眠日的主题是“健康睡眠，远离慢病”，国家卫生健康委员会官方网站发布了很多篇关于睡眠管理的专家意见，首先，给自己一个舒适的睡眠空间，床要舒服，卧室内最好悬挂遮光效果好的窗帘，同时把门窗密封工作做好，省得外面的噪声吵到您的休息；然后，冬天气候干燥，在卧室里放一个加湿器会对睡眠起到好的作用。床头边放上一杯水，万一夜里渴了也不用起来找水喝，免得困意全消；其次，睡前不要服用让中枢神经兴奋的药物，咖啡、浓茶、巧克力都是睡前不该选择的食物。也有人认为，喝点酒可以帮助睡眠，其实不然，不少人酒醉睡醒后感到自己浑身无力、头也昏沉沉的，正是酒精使睡眠质量下降了。除了药物和生活方式干预，保持心情舒畅，适当减压也是快速入睡、提高睡眠质量的关键。

身体是革命的本钱，在大健康管理的背景下，国家和政府将更多的精力投入到疾病院前的预防和管理上，促进健康、保持健康、追求健康已经不单单是个体的选择，这份参与和热情已经上升到爱国的高度，建设健康中国、健康城市、健康农村已然是国家的重大政策。尤其是在老龄化社会、亚健康人群增多的背景下，对于全民健康的促进和管理更是一场持久攻坚战。秉持积极投身公益、热心科普、服务社会、惠及民众的原则，上海市老年慢病科普团队以科普系列丛书的形式，以职业人群为划分点，关注公共健康管理和公共安全管理，向大众传播科普知识，期望能够帮助广大职业群体形成健康理念，改善健康行为，养成健康体魄，从而助力健康中国的伟大建设。

医院就诊先知道——看病挂号一览表

症状	挂号科室
眩晕	
头晕与头的位置改变有关，如躺下或翻身头晕	耳鼻喉科
站不稳，眼球乱转，甚至意识不清	神经内科
晕时脖子疼，伴有手脚麻痹症状	骨科
晕时心前区疼痛、心慌，心脏不适	心内科
用眼过度时头晕	眼科
面色苍白	血液科
头痛	
伴有眩晕、耳鸣，或者鼻塞、流涕	耳鼻喉科
一侧头痛，疲劳、紧张时加重	神经内科
外伤引起的头痛	神经外科
肚子疼	
右上腹和右下腹的急性腹痛	普外科
腹泻伴发热	肠道门诊
腹痛伴尿急、尿频、尿痛、血尿	泌尿科
女性，停经后发生急性腹痛	妇科
腹痛伴有反酸、呕吐、腹泻	消化内科
胸痛	
胸口或胸前疼痛，有压迫感，伴有心慌气短	心内科
因骨折等外伤所致，弯腰、侧弯时疼痛加剧	骨科
胸骨后、心脏部位有紧缩感，持续 3～5 分钟	心内科急诊/胸痛中心

（续表）

症状	挂号科室
腿疼	
仅某一关节肿、疼	骨科
两侧关节疼同时发作，首发于近端指间关节，休息后加重	风湿免疫科
腿肚肿胀，按压更疼，走路疼，休息能缓解	血管外科/普外科
打呼噜	
睡觉打呼噜，偶尔“暂停”三五秒，甚至因喘不过气，突然被憋醒	呼吸科/耳鼻喉科
过敏皮肤瘙痒、出红疹	变态反应科/皮肤科
其他	
牙疼、牙龈发炎、肿痛	口腔科
牙疼＋脸疼＋鼻塞	耳鼻喉科
经常运动后牙疼	心内科
失眠、压力大、焦虑	精神心理科
睡不着、睡不香	睡眠中心/神经内科/心理科

体检小贴士

◇ 胃镜检查您知多少？

◇ 肠镜检查您知多少？

◇ 医学影像学检查您知多少？

◇ 生化检查您知多少？

◇ 胃镜检查您知多少?

一、什么是胃镜检查?

胃镜是一种医学检查方法,也是指这种检查使用的器具。胃镜检查能直接观察到被检查部位的真实情况,更可通过对可疑病变部位进行病理活检及细胞学检查,以进一步明确诊断,是上消化道病变的首选检查方法。它利用一条直径约 1 cm 的黑色塑胶包裹导光纤维的细长管子,前端装有内视镜由嘴中伸入受检者的食道→胃→十二指肠,借由光源器所发出的强光,经由导光纤维可使光转弯,让医生从另一端清楚地观察上消化道各部位的健康状况。必要时,可由胃镜上的小洞伸入夹子做切片检查。全程检查时间约 10 分钟,若做切片检查,则需 20 分钟左右。

二、哪些人需要做胃镜?

(1) 有消化道症状者,如上腹部不适、胀、痛、反酸、吞咽不适、嗳气、呃逆及不明原因食欲不振、体重下降、贫血等。

(2) 原因不明的急(慢)性上消化道出血,前者可行急诊胃镜。

(3) 需随访的病变,如溃疡病、萎缩性胃炎、癌前病变、术后胃出血的症状。

(4) 高危人群的普查:①胃癌、食管癌家族史;②胃癌、食管癌高发区。

三、哪些人不可以做胃镜?

(1) 严重的心肺疾患,无法耐受内镜检查者。

(2) 怀疑消化道穿孔等危重症者。

(3) 患有精神疾病,不能配合内镜检查者。

(4) 消化道急性炎症,尤其是腐蚀性炎症者。

(5) 明显的胸腹主动脉瘤患者。

(6) 脑卒中患者。

四、检查前的准备

(1) 专科医生会评估后为您开具胃镜检查申请单和常规的血液生化免疫检验,遵医嘱停服如阿司匹林片等的抗凝药物。通常胃镜检查是安全的,但检查前医生将告诉您可能会出现的风险并签署知情同意书。

(2) 检查前至少禁食、禁水 8 小时。水或食物在胃中易影响医生的诊断,且易引起受检者恶心呕吐。

(3) 如果您预约在下午行胃镜检查,检查前一天晚餐吃少渣易消化的食物,晚 8 时以后,不进食物及饮料,禁止吸烟。当日禁早餐,禁水,因为即使饮少量的水,也可使胃黏膜颜色发生改变,影响诊断结果。

(4) 如下午行胃镜检查,可在当日早 8 点前喝些糖水,但不能吃其他食物,中午禁午餐。

(5) 糖尿病者行胃镜检查,需停服一次降糖药,并建议备好水果糖。高血压患者可以在检查前3小时将常规降压药以少量水服下，做胃镜前应测量血压。

(6) 选择做无痛(静脉麻醉下)胃镜检查，需提前由麻醉师评估，签署麻醉知情同意书，检查当日家属陪同。

(7) 如有假牙，应在检查之前取下，以防脱落发生意外。

(8) 在检查前3分钟左右，医护人员会在受检者喉头喷麻醉剂予咽喉麻醉，可以使插镜顺利，减少咽喉反应。

五、检查时的注意事项

(1) 检查当日着宽松衣服。

(2) 左侧卧位侧身躺下，双腿微曲，头不能动，全身放松。

(3) 胃镜至食管入口时要配合稍做吞咽动作，使其顺利通过咽部。胃镜在通过咽部时会有数秒疼痛、想呕吐，这是胃镜检查时较不舒服的时刻。

(4) 当医生在做诊断时，不要做吞咽动作，而应改由鼻子吸气，口中缓缓吐气，不吞下口水，让其自然流到医护人员准备的弯盘内。

(5) 在检查过程中如感觉疼痛不适，请向医护人员打个手势，不可抓住管子或发出声音。

六、检查后的注意事项

(1) 胃镜检查后2小时禁食、禁水。若行活检者2小时后先进食水、温凉流质，逐步过渡到软饮食，2～3天后恢复正常饮食，以减少对胃黏膜创伤面的摩擦。

（2）胃镜检查后有些人会有喉部不适或疼痛，往往是由于进镜时的擦伤，一般短时间内会好转，不必紧张，可用淡盐水含漱或含服喉片。

（3）注意观察有无活动性出血，如呕血、便血，有无腹痛、腹胀等不适，有异常时及时医院就诊。

（4）胃镜报告单检查结束后医生即时发出，病理报告单将在一周内发出。拿到胃镜和病理报告单后及时就医。

◇ 肠镜检查您知多少?

随着人们经济生活水平的极大提高，生活物资的极大丰富，高蛋白、高脂肪饮食几乎天天有，肥胖到处见。同时，办公室一族增多，缺少运动引起的肛肠疾病屡见不鲜。好在，当我们的生活条件改善的同时，我们的健康防护意识也在增强。一些较特殊的健康检查项目也逐渐为人们所接受，包括结肠镜检查。

一、什么是结肠镜检查?

结肠镜检查是将一条头端装有微型电子摄像机的肠镜，由肛门慢慢进入大肠，将大肠黏膜的图像同步显示在监视器上，以检查大肠部位的病变。近年来，随着科技的不断发展，新一代结肠镜的构造更加精密、功能更加强大，可以完成从检查到治疗的一系列操作。

结肠镜诊治过程中虽然会有些腹胀不适或轻微疼痛，大多数人都可以耐受。也有少部分人由于大肠走行的差异、腹腔粘连的存在以及患者痛觉比较敏感，或者镜下治疗需要的时间较长等因素，难以耐受结肠镜检查。对于这部分人群，可以通过静脉给药对患者实施麻醉、镇静、镇痛等处理，保证患者处于浅的睡眠状态或清醒而无痛苦的感觉中，完成结肠镜的诊治，这就是无痛肠镜技术。

二、肠镜检查有什么作用?

肠镜健康检查源于医学界对大肠癌(结直肠癌)及其癌前病变的认识,以及结肠镜检查技术的提高。结直肠癌是全世界仅次于肺癌的“癌症大户”,关键问题在于这种病的早期症状几乎难以察觉。许多肠癌在确诊时已到中晚期,治疗效果大打折扣。肠镜检查是目前发现肠道病变,包括良恶性肿瘤和癌前病变的最直观、最有效的方法。因此,肠镜检查目前作为诊断肠道疾病的“金标准”,运用越来越广泛。

三、哪些人需要做肠镜检查?

肠镜的适应证非常广泛,凡没有禁忌证且愿意进行肠镜检查的任何人都可以接受肠镜检查。通常情况下,结肠镜检查不会包含在常规体检项目中,即一个正常人不需要每年例行体检时做肠镜检查。对于每年常规体检的正常人,建议50岁开始增加肠镜检查项目。这里的正常人指:既往无任何疾病或无特别可能的高危因素者。但当您符合以下情况之一时请及时前往正规医院行结肠镜检查。

(1) 原因不明的下消化道出血(黑便、血便)或粪潜血试验阳性者。

(2) 大便性状改变(变细、变形),慢性腹泻、贫血、消瘦、腹痛原因未明者。

(3) 低位肠梗阻或原因不明的腹部肿块,不能排除肠道病变者。

(4) 慢性肠道炎症性疾病,需要定期结肠镜检查。

(5) 钡剂灌肠或影像学检查发现异常,怀疑结肠肿瘤者。

(6) 结肠癌手术后、结肠息肉术后复查及随访。

(7) 医生评估后建议做结肠镜检查者。

四、哪些人不适合做结肠镜检查?

结肠镜检查不是任何人任何情况下都适合做的,一般而言,存在以下情况时暂时不适合接受结肠镜检查。

(1) 有严重的心脏病、肺病、肝病、肾病及精神疾病等。

(2) 怀疑有肠穿孔、腹膜炎者。

(3) 有严重的凝血功能障碍或其他血液病。

(4) 年龄太大及身体极度虚弱者。

(5) 妊娠期可能会导致流产或早产。

(6) 炎症性肠病急性活动期及肠道准备不充分者为相对禁忌证。

五、做肠镜前的准备

在做结肠镜之前是有很多注意事项的,不能吃什么,不能做什么需要了解,不然肠道准备不充分会影响检查结果。常规的检查前准备如下:

(1) 专科医生会评估您需要和进行肠镜检

查，医生将为您开具肠镜检查申请单，和常规的血液生化免疫检验。通常结肠镜检查是安全的，但术前医生将告诉您可能会出现的风险并签署知情同意书。

（2）检查前2天不吃红色或多籽食物，如西瓜、西红柿、猕猴桃等，以免影响肠镜观察。检查前1天午餐、晚餐吃少渣半流质食物，如稀饭、面条，不要吃蔬菜、水果等多渣的食物和奶制品。

（3）检查前4～6小时冲服聚乙二醇电解质散溶液行肠道准备。如您预约在下午行肠镜检查，检查前日可少渣饮食，当日早餐禁食，上午8～10时冲服聚乙二醇电解质散溶液行肠道准备。中午中餐禁食。

（4）聚乙二醇电解质散溶液配置和口服方法：目前临床上常用的聚乙二醇电解质散有舒泰清、恒康正清等。取2～3盒（由医生根据您的体重等因素确定用量）放入3 000 ml（约普通热水瓶两水瓶）温开水的容器中搅拌均匀，凉至45～50 ℃后，每10分钟服用250 ml，2小时内服完。如有严重腹胀或不适，可减慢服用速度或暂停服用，待症状消失后再继续服用，直至排出清水样便。如果无法耐受一次性大剂量聚乙二醇清肠时，可采用分次服用方法，即一半剂量在肠道检查前一日晚上服用，另一半剂量在肠道检查当日提前4～6小时服用。另外，服用清肠溶液时可采取一些技巧促进排便，避免腹胀和呕吐：①服用速度不宜过快；②服药期间一定要来回走动（基本按照每喝 100 ml 走 100 步的标准来走动)；③轻柔腹部，这样可以促进肠道蠕动，加快排便；④如对药物的味道难以忍受，可以适时咀嚼薄荷口香糖。

(5) 肠镜检查前可服用高血压药，糖尿病药物检查前可停服一次，阿司匹林、华法林等药物至少停药 3～5 天以上才能做检查，其他药物视病情而定并由医生决定。

(6) 检查前请带好您的病历资料、原肠镜检查报告等，以方便检查医生了解和对比病情的变化。检查前请妥善保管好您自己的贵重物品。

(7) 选择无痛肠镜检查时需要提前行麻醉评估，麻醉师评估符合无痛检查者须签署麻醉知情同意书，检查当日须有家属陪同。

(8) 检查当日准备好现金或银行卡，肠镜检查可能附加无痛麻醉、病理活检等诊治项目需另行记账或缴费。

六、肠镜检查痛苦吗?

很多人都觉得做肠镜检查会非常的痛苦，但是随着现代内镜设备的飞速发展和内镜检查技术的日益成熟，大多数人可以较好地耐受结肠镜检查，可能会感到轻微腹胀，但不会感到明显的疼痛。对疼痛比较敏感者，可以考虑选择无痛结肠镜检查，麻醉师在检查前给您注射短效静脉麻醉药，让您在没有疼痛的状态下接受检查。

七、肠镜检查过程中的注意事项?

如果您选择的无痛结肠镜检查,您将会在麻醉没有疼痛的状态下完成肠镜检查。当您选择普通肠镜检查时,心理上不要太紧张,大多数人都能耐受检查的,检查时有任何不适可与医生进行交流。

护士会让您在检查台上左侧卧位、环曲双腿,请尽量放松全身和肛门部,做好缓慢呼吸动作,配合肠镜的插入。肠镜插入和转弯时可能有排便感、腹痛感、牵拉感,为使肠管扩开便于观察,医生要经肠镜注入空气或二氧化碳气体,您会感到腹胀,这时医生也会告诉您改变体位来配合完成检查。

肠镜检查进镜时间为 2～15 分钟,退镜时间要求至少 8 分钟以上。检查过程中医生如发现息肉等病变将会为您做活检做切片病理检查,钳夹时不会有疼痛感。

八、结肠镜检查后的注意事项

(1) 肠镜检查后可能会出现腹胀、腹鸣、肛门不适等,一般休息片刻,注入的二氧化碳气体会经肠管吸收或经肛门排气后会自然好转。

(2) 肠镜检查后若无腹部不适可吃少量软小点心和巧克力等,检查后当日进流质或半流质饮食,忌食生、冷、硬和刺激性的食物,不要饮酒。

(3) 无痛肠镜检查后可能出现头昏、乏力、恶心或呕吐等表现请及时告知医生，留观1～2小时好转后方可离院。当日应在家休息，24小时内不得驾驶汽车、电动车、攀高、运动等。

(4) 少数如出现较剧的腹痛应在院观察、禁食、补液，通常肛门排气数小时后会好转。如检查结束回家后出现腹痛加剧、便血、发热等异常情况，请及时来院就诊。

(5) 肠镜报告单检查结束后医生即时发出，病理报告单将在一周内发出。拿到肠镜和病理报告单后及时就医。

◇ 医学影像学检查您知多少?

随着计算机技术的飞速发展，传统的放射科已发展成为当今的医学影像科，大体上包括 X 线、CT、磁共振、DSA、超声、核医学。其中 X 线、超声检查作为中华医学会健康管理学分会依据《健康体检基本项目专家共识(2014)》列出的体检"必选项目"和 CT、磁共振等检查在临床上越来越普及。但这些项目检查结果的真实性会受到各种因素的干扰，因此了解影像学各种常规检查的注意事项，可避免这些不利因素影响检查结果的准确性。

一、普通放射检查

(1) X 线具有一定的辐射效应，孕妇慎做检查，请在医生指导下合理选择。

(2) 在您付费后需到放射科登记窗口登记，一般无需预约当日即可检查。

(3) 检查前需去除检查部位的金属、高密度饰品、橡筋、印花、膏药等物品，穿着棉质内衣(女性做胸部检查需脱去胸罩)，避免干扰图像质量，影响诊断结果。

二、CT 检查

(1) 在您付费后前往放射科登记窗口登记，有时候需要预约，不能当天检查。

(2) 怀孕期间，禁止 CT 检查。

（3）检查前去除需要检查部位的外来金属物。① 检查头部：去除发夹、项链、耳环、活动假牙等。② 检查胸部：去除项链（包括金属、玉石挂件等），带有钢丝的胸罩，金属纽扣、拉链、口袋内钥匙、硬币等。③ 检查腹部：去除皮带、拉链、钥匙和硬币等。

（4）行上腹部CT检查需空腹，并于检查前口服水约800 ml，目的是充分显示胃肠道，区分与其相邻的解剖结构关系（急诊及外伤病员除外）。下腹部、盆腔CT检查需依具体检查项目由医生告知是否空腹。检查当日按医生要求口服含造影剂的水，不能排尿，膀胱需储中等量尿量，尿液充盈后请告知医护人员安排检查。

（5）CT检查被检查者要与检查者密切配合，听从指令，如平静呼吸、屏气等。

（6）如需增强扫描请告知医生您的过敏史既往疾病史，严重心、肝、肾功能不全、严重甲状腺功能亢进和碘剂过敏者为增强扫描的禁忌证。检查需家属陪同，并签署增强扫描知情同意书。

三、磁共振检查

（1）在您付费后前往放射科登记窗口登记，需要预约，不能当天检查。

（2）体内有磁铁类物质者，如装有心脏起搏器（特殊型号除外）、冠脉支架、颅内动脉瘤夹、电子耳蜗以及高热的患者，以及孕三个月内的孕妇禁止做磁共振。

(3) 装有助听器、胰岛素泵、动态心电图的患者，检查之前应去除。

(4) 上腹部磁共振检查前应禁食禁水至少8小时。

(5) 磁共振检查前应去除身上铁磁性物品及电子产品，如手机、硬币、钥匙、打火机、手表、活动性假牙、牙托、发夹、发胶、假发、接发、眼镜、拉链、首饰以及各种磁卡、存折等，如无法去除，请及时向医护人员说明。

(6) 女性检查前请先去除胸罩，检查盆腔请先除去节育环。

四、B超

B型超声检查的范围很广，不同的检查部位，检查前的准备亦不同。

(1) 腹部检查：包括肝、胆、胰、脾及腹腔等。检查前一天晚餐要以清淡为主，晚餐后就不可以吃东西。当天检查不可以喝水，要保证检查时在空腹状体下完成。

(2) 妇科检查：应该饮水憋尿，当膀胱充盈后，挤开肠管，让超声更好的穿透到盆腔，清晰的显示子宫及卵巢的正常与异常。

(3) 泌尿系检查：应该多饮水，当膀胱充盈后，内部的结石、肿瘤、息肉等，即能更好地显示。

(4) 体表肿物及病变：可以即时检查，一般无特殊准备。

(5) 心脏及四肢血管检查，亦无须准备。

◇ 生化检查您知多少?

生化全套检查是指用生物或化学的方法来对人体进行身体检查。生化全套检查的内容包括:肝功能、血脂、血糖、肾功能、尿酸、乳酸脱氢酶、肌酸激酶等。用于常规体检普查,或疾病的筛查和确证试验。

一、影响检验结果准确性的因素

(1) 年龄和性别:年龄和性别对检查结果的影响相对表现为长期性效应。有些检查项目的参考范围按年龄(新生儿、儿童期至青春期、成人和老年人)进行分组。

(2) 性别:由于男女生理上天然不同,有些检查项目如红细胞计数、血红蛋白、血清蛋白、肌酐、尿素、胆固醇等,男性都高于女性。

(3) 生物变异:主要包括体位、运动、饮食、精神紧张程度、昼夜更替、睡眠与觉醒状态等变化。例如,血清钾在上午 8 时浓度为 5.4 mmol/L,在下午 2 时可降为 4.3 mmol/L,等等。因此,有些项目的检查,对标本采集时间有严格要求。居住在高原地区的人,血红细胞计数、血红蛋白浓度都要高;居住在含钙、镁盐类较多地区的人,血胆固醇、三酰甘油浓度增高。人体许多物种浓度可随季节发生变化,夏季血液三酰甘油浓度可增加10%。感受冷热和精神紧张也可引起血中许多物质浓度改变。

(4) 饮食习惯:进食不久就立即采血检查,学糖、血脂会明显增高,高脂血标本可影响许多物质的检查结果,因此有许多检查项目,均要求前一天晚上 8 时后禁食。喝咖啡或喝茶可使血糖浓度明显增高,长期饮用使血清三酰甘油增高,咖啡因有利尿作用,可使尿中红细胞、上皮细胞等排出增多。进食麦麸等可阻止肠道吸收胆固醇、三酰甘油,进食多纤维食物使血胆固醇浓度减低。高蛋白饮食使尿素氮浓度成倍增高,高脂肪饮食使血总脂肪增高。长期素食者,血低密度脂蛋白、极低密度脂蛋白、胆固醇和三酰甘油浓度仅为荤素混合食谱者的 2/3,而胆红素浓度较高。减肥者因禁食不当,血糖和胰岛素减低,而胰高血糖素和血酮体可明显增高。轻度酒醉时,血糖浓度可增加 20%~50%,常见发生低血糖、酮血症及三酰甘油增高;慢性酒精中毒可使血清谷丙转氨酶等活性增高。每吸入 1 支烟,在 10 分钟内血糖浓度就可增加 0.56 mmol/L,并可持续 1 小时之久;胆固醇、三酰甘油、红细胞计数和白细胞计数都增高。

(5) 运动影响:运动对检查结果的影响程度,与运动强度和时间长短有关。轻度运动时,血清胆固醇、三酰甘油浓度可减低并持续数天;步行 5 分钟,血清肌酸激酶等活性轻度增高;中度运动时,血葡萄糖浓度增高;剧烈运动时,血三酰甘油浓度明显减低。

(6) 采血部位:从卧位到直立时,血液相对浓缩，谷丙转氨酶等活性增高5%，胆固醇浓度增高7%，三酰甘油浓度增高6%。

(7) 标本送检时间：大多数生化检查项目从采集到检验的时间要求越短越好，最好在1小时内。

(8) 用药情况：药物对检验结果的影响是多方面的。例如，青霉素、地高辛等药物使体内肌酸激酶等活性增高，维生素A、维生素D可使胆固醇升高，利尿剂常引起血清钾、钠浓度出现变化。

二、生化检查前准备

一般而言无论您是门诊就医或是参加健康体检行生化检查，都应遵照医嘱，控制食物、药物等各种相关的干扰因素，在采集标本前还应告知医生有关自己的饮食、用药等情况，不要心理假定医生会知道每种可能的情况。只有您与医生双方共同努力，才能保证检查结果的准确性。

(1) 需要空腹：生化检查前保持空腹，最好在前一天晚上8时后不再进食，第二天早上不吃早饭直接进行抽血生化检查。

(2) 不可饮酒：酒精会影响到部分化学反应，导致检查结果错误，在生化检查前一定不饮酒。

(3) 检查前不可过量运动：抽血前2～3天建议不要做过猛的健身运动，大量运动会导致机体的转氨酶等含量变化，导致检查结果不准确。因此建议在生化检查前2天起保持常态活动量，不在剧烈活动后检查。

（4）药物干扰：由于药物对检验结果的各种影响，建议您在抽血前2～3天内咨询医生，在其指导下调整用药。

（5）控制饮食：不同的检验项目要问清医生，区别对待。大多数生化检查项目都要禁食12小时，禁水8小时，如果检测餐后血糖，则一定要吃饭后再做检查。血脂检查之前建议不要吃含油脂过高的食物，如荷包蛋、排骨汤等。

（6）抽血检查当天，不要穿袖口过小、过紧的衣服，以避免抽血时衣袖卷不上来或抽血后衣袖过紧，引起手臂血管血肿。